D. WASSILEVSKY

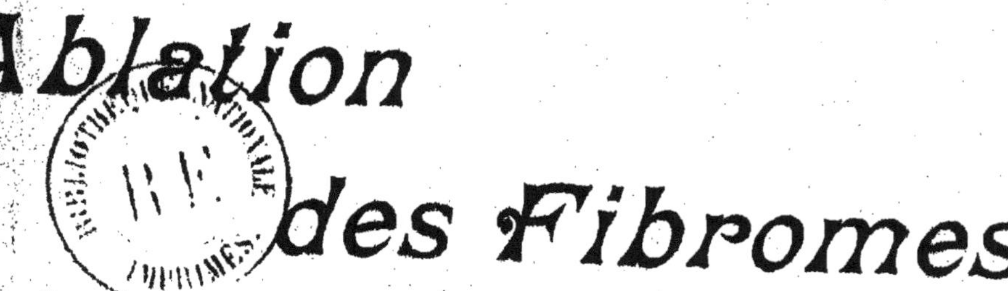

Ablation des Fibromes de la Paroi Abdominale

MONTPELLIER
G. FIRMIN, MONTANE ET SICARDI

ABLATION DES FIBROMES

DE LA

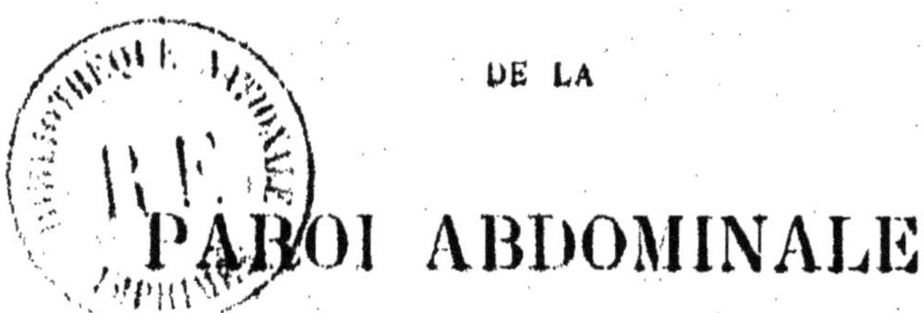

PAROI ABDOMINALE

PAR

Mlle B. WASSILEVSKY

DOCTEUR EN MÉDECINE

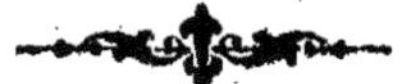

MONTPELLIER

IMPRIMERIE GUSTAVE FIRMIN, MONTANE ET SICARDI

Rue Ferdinand-Fabre et Quai du Verdanson

1908

PERSONNEL DE LA FACULTÉ

MM. MAIRET (✻) . . . . Doyen
FORGUE . . . . Assesseur

Professeurs

Clinique médicale . . . . MM. GRASSET (✻).
Clinique chirurgicale . . . . TEDENAT.
Clinique obstétric. et gynécol . . . . GRYNFELTT.
— — ch. du cours, M. Puech .
Thérapeutique et matière médicale. . . . HAMELIN (✻)
Clinique médicale . . . . CARRIEU.
Clinique des maladies mentales et nerv. MAIRET (✻).
Physique médicale. . . . . IMBERT
Botanique et hist. nat. méd. . . . . GRANEL.
Clinique chirurgicale. . . . . FORGUE.
Clinique ophtalmologique. . . . . TRUC.
Chimie médicale et Pharmacie . . . . . . VILLE.
Physiologie. . . . . HEDON.
Histologie . . . . VIALLETON.
Pathologie interne. . . . . DUCAMP.
Anatomie. . . . . GILIS.
Opérations et appareils . . . . ESTOR.
Microbiologie . . . . RODET.
Médecine légale et toxicologie . . . . . . SARDA.
Clinique des maladies des enfants . . . . BAUMEL.
Anatomie pathologique . . . . BOSC
Hygiene. BERTIN-SANS.

Doyen honoraire: M. VIALLETON.
Professeurs honoraires :
MM. JAUMES, PAULET (O. ✻), E. BERTIN-SANS (✻)

Chargés de Cours complémentaires

Accouchements. . . . . MM. PUECH, agrégé.
Clinique ann. des mal. syphil. et cutanées BROUSSE, agrégé.
Clinique annexe des mal. des vieillards. . VEDEL, agrégé.
Pathologie externe . . . . IMBERT L., agrégé
Pathologie générale . . . . RAYMOND, agrégé

Agrégés en exercice

MM. BROUSSE
RAUZIER
MOITESSIER
de ROUVILLE
PUECH

MM. VALLOIS
MOURET
GALAVIELLE
RAYMOND
VIRES

MM. IMBERT
VEDEL
JEANBRAU
POUJOL

M. H. GOT, *secrétaire.*

Examinateurs de la Thèse

MM. FORGUE, *président.*
ESTOR, *professeur.*

MM. IMBERT, *agrégé.*
JEANBRAU, *agrégé.*

MEIS ET AMICIS

B. WASSILEVSKY.

A MON PRÉSIDENT DE THÈSE

MONSIEUR LE DOCTEUR FORGUE

PROFESSEUR DE CLINIQUE CHIRURGICALE A LA FACULTÉ DE MÉDECINE
DE MONTPELLIER
MEMBRE CORRESPONDANT DE L'ACADÉMIE DE MÉDECINE

B. WASSILEVSKY.

AVANT-PROPOS

M. le professeur Forgue, dans le service duquel nous avons eu l'occasion d'observer une malade atteinte de fibrome de la paroi abdominale (obs. page 29), nous a conseillé de faire de cette question le sujet de notre thèse inaugurale ; sur ses indications nous nous sommes bornée à étudier un point spécial, c'est l'ablation des fibromes de la paroi abdominale.

Mais, au cours de nos recherches bibliographiques, nous avons maintes fois rencontré, dans les auteurs allemands surtout et russes, des indications historiques, étiologiques, anatomo-pathologiques, etc., que nous n'avons nulle part trouvé consignées dans un travail français (Labbé, etc.).

Nous croyons qu'il est intéressant de les signaler brièvement dans notre Introduction ; *par là se trouve expliquée sa longueur un peu surprenante au premier abord ; nous y résumons les données les plus essentielles sur les points qui restent en dehors du sujet même de notre travail.*

Aussi, dans le premier chapitre, *retraçons-nous, mais alors à un point de vue spécial, l'historique du traitement. Les indications et contre-indications générales trouvent place dans le* second chapitre. *Le* troisième chapitre *com-*

prend les méthodes d'ablation soit extrapéritonéales, soit intrapéritonéales bien plus intéressantes. La comparaison des résultats de ces méthodes constitue le quatrième chapitre.

Trois tableaux résument et précèdent les observations rapportées.

Nous terminons enfin par des conclusions.

Nous devons un hommage spécial à notre maître, M. le professeur Forgue, qui a bien voulu nous inspirer le sujet de notre thèse et nous faire l'honneur d'en accepter la présidence. Nous n'oublierons jamais ce que nous devons à l'enseignement essentiellement pratique de ce maître éminent.

Nous gardons une profonde reconnaissance à tous nos maîtres pour l'instruction qu'ils nous ont donnée. Nos vifs remerciements à M. le docteur Abadie, qui a bien voulu nous aider dans notre travail et aux camarades qui nous ont secondée.

ABLATION DES FIBROMES

DE LA

PAROI ABDOMINALE

INTRODUCTION

Les tumeurs de la paroi abdominale ne se rencontrent pas souvent ; parmi elles, les tumeurs cancéreuses sont très rares. Le plus grand nombre appartient, en somme, aux tissus conjonctifs et se trouve constitué par les fibromes ou *desmoïdes* (Sænger).

En France, c'est depuis 1850 qu'on a publié les deux premières observations, celle de Sappey, de Limauge, auxquelles il faut joindre deux faits de Langenbeck.

C'est à Huguier qu'appartient l'honneur d'avoir étudié les fibromes de la paroi abdominale dans un travail d'ensemble présenté à la Société de chirurgie, le 22 août 1860. Huguier insiste beaucoup sur l'existence d'un pédicule à point de départ ostéo-périostique iliaque. Les deux autres auteurs confirment ces idées, par exemple Nélaton dans une clinique en 1862 et Bodin (thèse 1861). Les premiers travaux allemands qui paraissent datent de 1861 : Cornils, thèse de Kiel, 1865 ; thèse de Suadicani (Kiel, 1875) ; thèse de Gratzer (Breslau,

1875); tous défendent encore le pédicule périostique. Enfin, la période moderne commence avec les importants travaux de Sklifossowski (de Moscou) sur les ablations de segments considérables du péritoine (1882). Citons encore les travaux de Bruntzel, de Sænger (1884), la thèse de Damalix (1886); enfin cette période se termine par le travail complet et classique de Léon Labbé. On y trouve une centaine d'observations recueillies dans les différents pays.

Les chirurgiens les plus connus ne rencontrent pas souvent les fibromes. Labbé en 20 ans en a rencontré 10 ; Billroth en 23 ans, 16 ; Nélaton en 26 ans, 15 ou 20 ; Ollshausen en 12 ans, 22 ; Iwanoff, de 1896 à 1901, a trouvé dans la littérature 22 cas.

En Allemagne, Ledderhose a de même rassemblé 100 cas environ qu'il emprunte surtout aux auteurs allemands et qui lui servent encore à écrire son article important, de 1890 : *Desmoide Geschwülste*. Citons encore les travaux de Ollshausen en 1899 : *Ueber Bauchwandtumoren, speciall über desmoide*. Dans la littérature russe, nous n'avons pas rencontré de travail d'ensemble, mais les observations de Warnek 1893 et 1894, Solomka 1897, Iwanoff 1901, etc., présentent de l'intérêt.

De toutes ces observations, il résulte que les fibromes de la paroi abdominale se rencontrent le plus souvent chez les femmes ; chez les hommes, ils se rencontrent bien rarement. Labbé sur 100 cas qu'il a rassemblés, en a trouvé seulement 4 chez les hommes. Ledderhose, sur 100 observations, en a trouvé 10 chez les hommes. Les desmoïdes se rencontrent le plus souvent chez les femmes pendant la période d'activité sexuelle et quand les grossesses ont été fréquentes. C'est à l'âge de 20-30 ans d'après Ledderhose, entre 25-35 pour Ollshausen. Chez Ledderhose, 70 femmes sur 90 avaient accouché, et chez Ollshausen, tous les 22 cas appartiennent à des femmes ayant accouché.

Parmi les 29 observations que nous avons recueillies, il y en a 24 chez les femmes, 5 chez les hommes. Presque toutes les femmes avaient accouché.

Nélaton signale la grossesse comme un antécédent constant. En effet, la grossesse et l'accouchement peuvent agir sur les muscles et les aponévroses par la distension qu'ils leur imposent.

Ebner, le premier, observe que la tumeur qu'il décrit paraît avoir succédé à une rupture.

Volkmann considère les traumatismes comme la cause occasionnelle des fibromes, et il entend par là les blessures, les inflammations, les contusions et les ruptures spontanées.

Ces tumeurs, succédant à un traumatisme, auraient pour origine le travail inflammatoire qui répare les muscles ou les aponévroses endommagées. Il pourrait se présenter une période intermédiaire ; le sang, extravasé par suite de la rupture, formerait d'abord un hématome. Cet hématome se résorberait et se transformerait en une cicatrice, laquelle cicatrice, à son tour, prendrait une marche compliquée, deviendrait exubérante et passerait sur place à l'état de tumeur. Les chéloïdes sont des exemples de la même évolution.

L'accouchement doit être considéré comme produisant une série d'efforts, sorte de traumatisme, qui amènent la rupture des muscles.

Dans presque toutes les observations françaises ou allemandes, nous rencontrons des grossesses fréquentes, à intervalles assez courts, et surtout ces tumeurs apparaissent bientôt après l'accouchement. Il en est ainsi dans notre observation inédite. La rupture de gaines de muscles (le plus souvent des gaines des muscles droits), d'aponévroses, de tendons de muscles, les contusions musculaires qui se produisent dans certains efforts énergiques de l'accouchement, jouent un grand rôle de formation des fibromes. Chez les hommes, on peut voir quelquefois comme cause le traumatisme. A ce point de vue, l'observation de Paget, quoique ancienne, est à citer.

Observation VIII

(Résumée)

Paget. — *In* **Labbé** : *Traité des fibromes des parois abdominales*

Exemple de traumatisme occasionnant la production de fibrome

W... entre le 26 mars 1856. Grosseur sur l'abdomen juste au-dessous de l'ombilic, depuis 14 ans ; celle-ci a pour origine un traumatisme, sur le devant de l'abdomen, par une roue de chariot. Pas d'autre fait dans son histoire pour expliquer ce développement.

Opération le 29 mars. A la section, cette tumeur possède un caractère fibreux bien marqué.

12 mai. — Plaie cicatrisée. Sortie quelques jours après.

Une observation de Hassler, de Lyon, est plus récente. Il s'agit d'un homme, qui portait une tumeur depuis son enfance, mais à la suite des marches militaires et des frottements du ceinturon porte-baïonnette, cette tumeur s'accrut très rapidement à l'âge de 22 ans.

Observation IX

(Résumée)

Hassler (de Lyon). — Observation communiquée au IXe Congrès français de chirurgie, 1895

Fibrome pur de la paroi abdominale chez l'homme

Extirpation. — Guérison

S..., 22 ans, soldat. Pas d'antécédents. Depuis l'enfance, tumeur de la paroi abdominale du volume d'un marron, à un centimètre au-dessous de l'ombilic. S'est accrue très lentement, et S... ne peut pas préciser l'époque d'apparition. Il ne peut se rappeler avoir reçu un choc sur l'abdomen ni avoir fait un effort violent.

La tumeur devient douloureuse à la suite des marches militaires et des frottements du ceinturon porte-baïonnette.

Pas de modification de la peau. Tumeur non fluctuante et de consistance chondroïde, absolument indolente : siège dans la paroi abdominale, à un centimètre au-dessous de l'ombilic. Grand diamètre égale 3 centimètres. Elle paraît reposer sous la peau et sur l'interstice des deux muscles grands droits.

Signe de Bouchacourt très net.

Comme la lenteur de l'évolution élimine le diagnostic de fibrosarcome, il s'agit cliniquement d'un chondrofibrome ou fibrome pur.

Extirpation le 3 avril 1895.

Le péritoine ne fut pas ouvert. Suites simples. Le blessé a repris son service après un congé de convalescence de un mois.

Examen histologique. — Fibrome pur, développé dans les aponévroses de la paroi abdominale.

Nous pouvons aussi remarquer que chez les femmes, il y a beaucoup de cas où les fibromes de la paroi abdominale ont apparu sous l'action des efforts violents, d'un coup de pied de cheval dans le ventre. Tels sont les cas que rapporte Sklifossowski (*Extrait du travail de Sklifossowski.* Vratsch., Saint-Pétersbourg, 1882, n° 18). « Quatre ans avant d'entrer « à la clinique, la malade E... a reçu un coup de pied de « cheval dans le flanc gauche. Six mois après, elle a remar- « qué du même côté, dans la peau, au-dessous des côtes, une « petite tumeur de la grosseur d'un pois. Cette malade a eu « trois accouchements, mais la date de l'apparition de cette « tumeur coïncidait avec la date du traumatisme et pas de « l'accouchement. » (1).

(1) Au moment de mettre sous presse, nous voyons une observation analogue de Venot dans le *Journal de médecine de Bordeaux*, 21 juin 1903.

Autre exemple : observation d'Ebner *in* Labbé :

« Kirchberg, servante, non mariée, en se faisant charger « des sacs de farine sur les épaules, ressentit dans le milieu « de la paroi antérieure du ventre une douleur brûlante. « Bientôt apparaît un noyau dur qui, après six mois, s'accrut « rapidement. C'était un fibrome de la paroi abdominale. »

Michaud, dans le *Bull. Soc. de Chirurgie*, 21 juillet 1897, présente un fibrome qui a commencé à se développer après un traumatisme (coup de brancard). Peu volumineux d'abord, il s'accrut pendant la grossesse ; le péritoine ne lui adhérait nulle part. Poids : 4 kilogr. Guérison.

Chez les enfants on rencontre quelquefois les fibromes congénitaux.

Les fibromes de la partie abdominale se rencontrent plus souvent uniques ; dans des cas très rares, ils sont doubles (Labbé, Huguier). Comme *siège topographique*, nous pouvons constater que les fibromes ne peuvent pas se développer seulement sur la ligne blanche et à l'ombilic (il y a des exceptions : Observ. n. **10**).

Observation X

(**Solomka.** — Vratsch, 1897, N° 27. — Hôpital militaire de Kieff)

Une paysanne K..., 25 ans, depuis trois mois a senti des douleurs vagues dans la région de l'ombilic, au bas-ventre et à l'hypochondre droit. Peu à peu les douleurs se concentrent vers l'ombilic, où après un mois, elle aperçoit une petite tumeur ; cette tumeur commence à s'accroître rapidement.

On fait l'examen général et gynécologique et on pense à un néoplasme malin, ayant pris comme origine l'ovaire droit. La petite mobilité de la tumeur vis-à-vis de la paroi abdominale antérieure serait expliquée par les adhérences.

Pendant l'opération, à la grande surprise, on ne voit pas du tout d'adhérences entre le néoplasme d'un côté, l'utérus, les ligaments larges et les ovaires de l'autre. En agrandissant l'incision de la paroi abdominale, on s'assure que le néoplasme n'a pas d'adhérences ni avec la rate, ni avec le foie, ni avec l'épiploon et le mésentère et a pris son origine à l'ombilic et à la ligne blanche, en s'élargissant un peu dans l'épaisseur des muscles de la paroi abdominale. On fait en même temps l'ablation de la tumeur et d'une partie de la paroi abdominale correspondante par deux incisions semi-lunaires délimitant une zone de 8 centim., de large et de 24 centim. de long.

L'opération est faite le 9 février ; les sutures sont enlevées le 17 février et on permet à la malade de se lever le 19 février ; elle sort de l'hôpital le 6 mars.

Dans les deux premiers jours après l'opération, la température s'était élevée jusqu'à 37°6, ensuite elle n'était pas plus haute que 37°5.

La tumeur était un sarcome ; son poids est 18 livres 3/4.

Mais dans toutes les autres régions de la paroi antéro-latérale, comme par exemple à l'épigastre, à l'hypogastre, à l'aine, dans le voisinage de l'arcade crurale ou du pubis, ou l'épine iliaque, près de la crête iliaque, près du rebord des côtes.

Il est certain que, ni la peau, ni le tissu adipeux, ni la couche celluleuse sous-cutanée, ne donnent naissance aux fibromes. Quelquefois, quand les tumeurs sont volumineuses, la peau s'amincit, mais il est bien rare qu'elle présente des adhérences ou s'œdématie, ou devienne ulcéreuse. Les tumeurs de Limauge, Paget, furent ulcérées plusieurs années après leur début.

Bien souvent les fibromes prennent leur origine dans les aponévroses, dans les tendons, dans les gaines des muscles droits antérieurs, et, surtout, la face postérieure de la gaine du muscle droit est le point de départ de ces néoplasmes.

Des 100 observations de Ledderhose, 30 fibromes prenaient leur origine des tendons de muscles de la paroi abdominale, 16 des muscles droits, 11 des muscles obliques, 6 de la gaine du feuillet postérieur, 5 du fascia transversalis et 4 de la ligne blanche. Dans 28 cas, c'étaient des sarcomes des aponévroses des muscles de la paroi abdominale, et dans 36 cas, on n'a pas déterminé le siège.

Chez Olsshausen, 18 observations présentent 11 fibromes prenant leur origine dans la gaine des muscles droits (9 fois dans la gaine du feuillet postérieur), 2 dans la gaine du muscle oblique, 5 dans les aponévroses des muscles obliques.

Chez Dieger (de la clinique de Kœnigsberg), sur 13 fibromes de la paroi abdominale, 7 étaient soudés à l'épine iliaque antérieure et supérieure.

Beaucoup de chirurgiens ont constaté *l'adhérence des fibromes avec le péritoine.* Cette adhérence varie beaucoup suivant les points que l'on considère. Sur la ligne blanche, au-dessus de l'ombilic, dans la partie où elle est large, il existe une grande abondance du tissu conjonctif, riche en graisse, qui sépare les deux membranes et les laisse indépendantes. Au-dessous de l'ombilic, la ligne blanche se rétrécit, le tissu conjonctif diminue. Dans le milieu de l'intervalle qui sépare le pubis de l'ombilic, il a presque disparu, mais il est plus abondant de ce point jusque dans l'espace prévésical. Cette soudure avec le péritoine est si fréquente qu'on avait voulu en conclure que le lieu de naissance de ces tumeurs était le tissu conjonctif sous-séreux ou pré-péritonéal.

On avait dénommé pour cette cause ces néoplasmes fibromes pré-péritonéaux, tumeurs pré-péritonéales. Cette manière de comprendre la pathogénie n'est pas vraie. Il est presque établi à présent, que les tumeurs fibreuses ne sont pas pré-péritonéales, ni sous-cutanées, parce qu'elles prennent naissance dans les muscles ou dans les aponévroses. Labbé dit que le tissu cicatriciel de l'ombilic n'a jamais donné naissance à de semblables lésions. Pourtant ce cas se rencontre quand les fibromes prennent leur origine d'une cicatrice de la paroi abdominale.

Voici un cas que cite Le Dentu dans la *Semaine médicale* le 26 février 1890. Après l'opération de l'ovariotomie, 1 an après, chez une femme, se développait un fibrome sur la cicatrice. Il est apparu 1 an après l'opération et 8 ans après Le Dentu a opéré. L'examen histologique a montré la nature fibreuse de cette tumeur.

Le *volume* des fibromes est très variable. Ils sont du volume d'une noisette, d'une noix et dépassent le volume d'une tête d'enfant et même d'une tête d'adulte. Le plus gros qu'on ait observé était le fibro-myxome de Rokitansky ; il descendait jusqu'au genou et pesait 17 kilogrammes, et il fallut une incision de 30 centimètres pour le découvrir. Les desmoïdes de Gersuny et Neugebauer pesaient 4 kilogrammes, de Gusserow 3 kilos 500, Coignet (de Lyon), 3 kilos. Weiner a vu un fibrome de 7 kilos, et Weinlechner a vu un myxo-fibrome de 8 kil. 500. Ollshausen, parmi 22 desmoïdes, n'en a pas vu un seul plus gros que le poing.

Lorsqu'elles atteignent un grand volume, elles chassent devant elles les feuillets antérieurs et postérieurs, forment des saillies sous la peau et sous le péritoine et présentent une forme sphérique. On peut constater la même chose quand elles sont énormes ; elles pressent sur la vessie et les intestins et produisent des désordres dans le fonctionnement des organes.

Comme *pathogénie*, trois théories interviennent :

1° Les uns, avec Huguier, Bodin, Nélaton, Kœnig, Nicaise, insistent sur la présence d'un pédicule qui relie ces tumeurs aux os du bassin, à l'épine iliaque antérieure et supérieure; ils leur assignent une origine *ostéo-périostique*. Le pédicule n'existe pas souvent, s'il a jamais existé (Labbé);

2° Les autres, avec Guyon, Cornils (de Kiel), Esmarch, etc., montrent que ce pédicule osseux n'est pas constant. Ils inclinent pour une *origine fibro-musculaire* et placent leur point de départ dans les aponévroses et dans le tissu fibreux de la paroi ;

3° Pour Guinard, ces deux théories sont inexactes. Il pense que les fibromes de la paroi abdominale sont des tumeurs développées aux dépens de la portion intra-pariétale du *ligament rond*. Steinthal proteste contre cette opinion et dit que les tumeurs qui prennent leur origine dans le ligament rond, ne sont pas formées seulement de tissu fibreux, mais il y a encore des fibres musculaires lisses, et c'est pour cela qu'il les prend comme des fibro-myomes.

L'examen microscopique peut démontrer l'existence de ces fibres musculaires lisses. Le plus grand nombre des observations montre que l'existence du pédicule est seulement apparente, qu'on sent très bien le pédicule avant l'opération, mais, qu'en effet, on voit son absence pendant l'extirpation,

Tels sont les exemples d'Esmarch dans une opération de 1859, de Tillaux en 1886, d'Iwanoff, etc.

J'ai trouvé une observation qui est intéressante, parce qu'elle constate l'existence non pas d'un seul pédicule, mais d'un double pédicule.

Observation XI

(Résumée)

Bazy (recueillie par **Caubot**)

Soc. anat. — Juillet 1902, page 725.

Fibrome de la paroi abdominale à double pédicule

G..., 30 ans, réglée irrégulièrement, mariée. Deux accouchements normaux, puis une fausse couche, le 11 février 1902, sans complications.

Dans le courant du mois de novembre 1901, la malade s'est

aperçue de la présence de la petite tumeur. Pas de douleurs, aucun effort d'après les souvenirs de la malade.

Examen. — La tumeur siège dans la région iléo-inguinale droite, à un travers de doigt au-dessus de l'arcade crurale, au niveau de la partie externe de celle-ci, à deux travers de doigt environ de l'épine iliaque antéro-supérieure. La tumeur, du volume d'un œuf de poule, est mobile dans le sens vertical ; dans le sens transversal, sa mobilité est limitée, ce qui permet de supposer des adhérences à la fosse iliaque.

Opération. — Le 20 mai, incision de 12 cm. On incise la peau, l'aponévrose du grand oblique, le muscle petit oblique ; la tumeur est au-dessous de ce muscle et lui adhère. Pour dégager la tumeur on doit inciser les fibres musculaires qui s'y insèrent.

Des deux pôles de la tumeur partent deux tractus fibreux de forme et de dimensions différentes; ces deux prolongements fibreux sont très nets. Il est impossible de douter de leur existence.

Le *pédicule interne* est le plus long ; il a le volume d'une plume d'oie. Il se dirige en dedans et en bas vers la ligne médiane ; pas de connexions ni avec le péritoine, ni avec la paroi abdominale ; il vient croiser la face antérieure de la vessie et se fixe à la face postérieure du pubis. Longueur totale 8-10 cm.

Le *pédicule externe* est plus volumineux et plus court. Après un trajet de 2-3 cm., il va se fixer à la lèvre interne de la crête iliaque.

Ces deux pédicules sont sectionnés. La tumeur ne présente aucune adhérence et il est facile de la séparer de la graisse sous-péritonéale sur laquelle la tumeur repose.

Sutures par un surjet au catgut du muscle petit oblique et de l'aponévrose du grand oblique, enfin de la peau aux crins de Florence.

Examen de la tumeur. — La tumeur, du volume d'un petit œuf de poule, est entourée d'une capsule conjonctive.

L'examen microscopique a montré qu'elle a la structure classique des fibromes de la paroi abdominale : tissu fibreux pur.

Macroscopiquement, les fibromes de la paroi abdominale sont des tumeurs bien circonscrites, possédant souvent des capsules lisses, rondes ou ovales, ou de la forme d'un galet ; rarement on rencontre des bosselures, ou même des petits lobes accessoires.

La consistance des fibromes est dure, ligneuse. Ils crient sous le scalpel. La coupe présente l'aspect blanc grisâtre, l'aspect feutré des fibromes, « l'éclat de l'acier de Damas » (Steinthal).

Les fibres sont disposées concentriquement autour d'un ou de plusieurs noyaux ; d'autres fois, leur disposition est irrégulière.

La vascularité des fibromes est peu prononcée quand ils sont petits, mais quand ils atteignent un grand volume ou quand ils dégénèrent, le développement des vaisseaux est très marqué ; en particulier les veines sont dilatées, béantes à la coupe et jouissent des propriétés des sinus. Elles sillonnent les parties superficielles de la tumeur et produisent des hémorragies abondantes pendant la décortication des fibromes.

Quelquefois, la tumeur, en grossissant, conserve sa dureté et son aspect à la coupe ; mais le plus souvent, sa consistance change beaucoup.

C'est que le tissu du néoplasme se transforme souvent. On observe assez fréquemment le ramollissement partiel du fibrome, et cela donne l'idée d'une collection liquide. Cet état est dû à l'infiltration d'une substance amorphe dans les éléments de la tumeur due à la dégénérescence gélatineuse. Le fibrome prend alors la consistance et la texture du myxome.

Parfois, la dégénérescence est bornée à certains points seulement de la tumeur, par exemple des dépôts crétacés, granulo-graisseux. Enfin, il peut y avoir transformation sarcomateuse.

Quand les tumeurs sont petites, elles sont composées uniquement des éléments du tissu fibreux, à divers degrés d'évolution, fibres larges ou étroites, rectilignes ou onduleuses, cellules rondes et cellules fusiformes du tissu conjonctif.

Le tissu élastique manque toujours. Les fibres sont fines,

forment un tissu serré, dans lequel on voit en nombre variable les cellules fusiformes.

On signale 3 ou 4 fois la présence des fibres musculaires lisses (Gratzer, Bunzen, de Duchaussoy, Bosc). Sænger fait la remarque que ces fibres musculaires lisses étaient les cellules fusiformes conjonctives.

Le *début* des fibromes est bien rarement observé par les malades et les médecins ; souvent, c'est par hasard qu'on les découvre. Les fibromes peuvent rester stationnaires assez longtemps, de tout petit volume, et, après un accouchement, comme il arrive presque toujours, ils se développent bien rapidement. En général, ils ne sont pas douloureux ; quand ils sont petits, du volume d'une noix ou d'un œuf de poule, ils ne produisent pas de gêne pendant les mouvements ; quelquefois, les malades sentent une sorte de pesanteur, de tension.

Un signe est pathognomonique, *le signe de Bouchacourt :* pendant les contractions des muscles abdominaux la tumeur est immobilisée et fixée. Quand les muscles se relâchent, elle devient mobile dans tous les sens et l'on sent l'adhérence ou avec l'épine de la crête iliaque ou avec l'arcade crurale.

Les fibromes dans leur *marche* présentent deux périodes différentes. La première est très lente ou même stationnaire plusieurs années, 10, 12, 14 ans.

L'autre période est au contraire très rapide. On peut voir des tumeurs qui se développent pendant un ou plusieurs mois, et qui étaient restées auparavant plusieurs années sans modification appréciable. C'est souvent pendant ce développement rapide que se produit le changement de texture des tumeurs. Le fibrome pur devient myxome ou fibro-sarcome et même sarcome ; quelquefois l'accumulation de liquide forme des kystes. La grossesse semble dans certains cas provoquer un développement bien rapide. Quand les tumeurs grossissent, elles ne s'arrêtent plus dans leur marche ; mais il n'y a jamais de généralisation et les ganglions ne se prennent pas. La récidive peut se manifester lorsque la tumeur n'était pas enlevée complètement.

Le *pronostic* est bien favorable. Les tumeurs fibreuses de la paroi abdominale sont des tumeurs bénignes. L'opération peut provoquer une guérison radicale. Quand le volume des tumeurs est énorme, et surtout quand il y a adhérence avec le péritoine, il y a beaucoup de difficultés à faire l'ablation, mais à présent, avec tous nos moyens aseptiques, l'opération n'est pas dangereuse. Ces tumeurs contractent rarement des adhérences avec les organes intra-abdominaux et elles ne sont pas inopérables.

Le *diagnostic* des fibromes à cause de leur rareté donne lieu à un certain nombre d'erreurs.

Il s'agit, ou bien de tumeurs de la paroi elle-même, ou bien de tumeurs de la cavité de l'abdomen.

Parmi les tumeurs de la paroi, nous pouvons citer les lipomes profonds, les hématomes, les hernies musculaires, des tumeurs malignes du ligament rond et enfin des tumeurs syphilitiques.

Les autres tumeurs de la paroi abdominale ont rarement la même consistance, la même évolution lente. Les tumeurs malignes possèdent un développement rapide, provoquant des douleurs vives. Les gommes syphilitiques peuvent être reconnues par un traitement spécifique. Les tumeurs malignes, sarcomes encéphaloïdes souvent, sont confondues avec les fibromes. Le siège, le même âge, la rapidité du développement donnent beaucoup de difficultés pour le diagnostic.

Nous pouvons rappeler brièvement les signes caractéristiques des sarcomes et des fibromes.

1° Le fibrome est limité, le sarcome est diffus.

2° Le fibrome se trouve dans les muscles, le sarcome envahit les autres muscles.

3° Le fibrome ne se généralise pas, le sarcome au contraire infecte l'économie par les ganglions et à distance.

4° Le fibrome présente la marche lente ; le sarcome a une marche très rapide.

Il se rencontre souvent des fibro-sarcomes qui possèdent les signes caractéristiques ressemblant aux fibromes et aux sarcomes ; les difficultés de diagnostic sont encore plus grandes.

Les tumeurs de la cavité abdominale comprennent les kystes de l'ovaire, des tumeurs du foie, de l'épiploon et les corps fibreux de la matrice ; ceux-ci présentent souvent un diagnostic plus difficile. Il faut penser toujours aux hernies inguinales, surtout aux épiplocèles intra-pariétales ou pro-péritonéales. On peut encore confondre avec l'exostose ou le chondrome de la cavité abdominale. Le signe de Bouchacourt (c'est-à-dire l'immobilisation de la tumeur pendant la contraction des muscles de la paroi antérieure de l'abdomen) peut déterminer la situation de la tumeur. Mais il est encore bien important de savoir s'il y a adhérence de la tumeur avec le péritoine, ou non. Cette question malheureusement ne peut être résolue que pendant l'opération.

CHAPITRE PREMIER

HISTORIQUE DU TRAITEMENT

Le traitement des fibromes de la paroi abdominale à l'heure actuelle ne peut être qu'opératoire et consister dans l'extirpation totale de la tumeur.

On revient ainsi à la méthode la plus ancienne ; *l'ablation* a été, en effet, déjà faite depuis longtemps ; les observations de Sappey, de Limauge et des autres chirurgiens datent de 1850 et nous montrent qu'on a déjà fait l'ablation totale de la tumeur.

Puis, vient Huguier, le créateur d'une nouvelle conception, celle du pédicule ; on déduisit une méthode spéciale de traitement tendant à faire disparaître ce pédicule pour atrophier la tumeur qu'il nourrissait. Huguier affirma que le pédicule, inséré vers le périoste de l'os iliaque, porte les vaisseaux nourriciers à la tumeur : le mode de traitement doit être la *section sous-cutanée du pédicule.*

Beaucoup de chirurgiens, comme Michaux, Gosselin, Verneuil, s'élevèrent contre cette méthode qu'ils considéraient comme insignifiante ; ils préféraient l'énucléation mousse. Cette méthode trouva encore des adeptes pour quelque temps.

Sans doute, la section du pédicule prétendu n'a jamais donné aucun résultat.

Disons encore quelques mots d'un autre mode de traitement, le *traitement par les sétons*, très rapidement abandonné. Les *injections* dans la masse néoplasique furent mises en pratique par un chirurgien suédois, Sydon, en 1867; il employa, pour les injections à l'intérieur d'un fibro-sarcome de la paroi abdominale, d'abord une solution de nitrate d'argent à 1/2000, puis du chlorure de zinc à 1/1000, et enfin de l'acide citrique dilué au tiers. Le résultat fut déplorable. Il se produisit de la gangrène de la tumeur et la malade mourut. Nous citons donc ce moyen uniquement pour mémoire.

Vers 1871, c'est-à-dire onze ans après l'apparition de la méthode d'Huguier, parut la *ligature sous-cutanée du pédicule*. Elle est due à Richet. Elle fut rejetée bientôt par la gravité des suites opératoires : suppuration étendue et souffrances prolongées des malades.

Enfin, il faut citer encore le mode de traitement qu'on n'emploie plus à présent : c'est *l'extirpation incomplète* de la tumeur quand elle est adhérente au péritoine. Cette méthode a pris naissance à l'époque où l'ouverture de la cavité péritonéale était presque un arrêt de mort. C'était l'époque où l'on ne connaissait pas les pansements antiseptiques et la péritonite enlevait toutes les malades chez lesquelles on a lésé le péritoine. C'était en 1860, que Gosselin pratiqua la première ablation incomplète de la tumeur, mais l'opération fut suivie d'une récidive, parce qu'on laissa un morceau du fibrome adhérent à la séreuse dans le fond de la plaie. Le deuxième cas était chez Esmarch, en 1865, et il se produisit une récidive très rapide.

Le plus important mode de traitement c'est *l'ablation complète* avec résection ou non du péritoine.

Comme nous avons dit au commencement du premier chapitre, c'est en 1850, qu'on a fait déjà l'extirpation totale de la tumeur, c'étaient les cas de Sappey, Limauge, Paget en France.

La première opération antiseptique fut faite par Esmarch, en 1873 ; celle de Billroth, en 1872 ; puis viennent deux opérations de Sklifossowski, en Russie, la première en 1876, la seconde en 1882. Ces deux opérations sont bien intéressantes, parce que c'étaient les premiers deux cas d'ablation radicale considérable. L'opération de Saenger fut faite en 1883, par la même méthode. Sklifossowski et Saenger faisaient des expériences sur les animaux en produisant la résection d'une moitié de la paroi abdominale et en remplaçant la séreuse par l'épiploon.

Les résultats sur deux chiens montraient que l'épiploon avait pris adhérence avec la face postérieure de la plaie de la paroi abdominale et de cette manière il a remplacé le péritoine. Ces expériences donnèrent naissance aux procédés nouveaux de remplacement du péritoine par l'épiploon, et nous voyons l'exemple de ce procédé dans l'observation d'Iwanoff.

CHAPITRE II

INDICATIONS ET CONTRE-INDICATIONS OPÉRATOIRES

Nous avons vu plus haut, en résumant l'évolution anatomique des fibromes des parois et leur pronostic, sur quoi reposent les indications opératoires. Ce ne sont pas des tumeurs malignes, elles ne se généralisent pas ; mais pourtant, il y a danger pour les malades à les laisser longtemps sans intervention. Si elles progressent très lentement au début, quelquefois restant 14 ans dans l'état stationnaire (cas de Verneuil et de Reclus), dans la seconde période elles s'accroissent très rapidement.

La grossesse et l'accouchement en accélèrent le développement ; des adhérences s'établissent avec le péritoine qui rendront l'extirpation bien plus pénible et demanderont alors une vraie laparotomie, parfois avec résection du péritoine. Et plus encore, car, nous l'avons vu, les tumeurs peuvent contracter des adhérences avec les intestins et les vaisseaux iliaques augmentant encore les difficultés de l'extirpation.

Observation XXIX

(Inédite)

Iwanoff. — *Troudy obschestiva Kiïewskih wratchei*, 1901-1902. Kieff, Russie. Un cas d'ablation d'un énorme desmoïde de la paroi abdominale.

Sophie K..., 24 ans, mariée depuis 3 ans ; pas de grossesse, pas de maladies antérieures. Bientôt après le mariage, elle s'aperçut qu'elle portait au bas du ventre, près de l'épine antérieure et supérieure droite, une tumeur dure, du volume d'une noisette, qui, après deux mois, a commencé à s'accroître très vite. En 1898, le 1 octobre, elle arrive à Kieff et entre à l'hôpital du couvent de Pokrow.

On fait une laparatomie exploratrice et on conclut que cette tumeur est un sarcome impossible à enlever. La tumeur, chez elle, s'agrandit beaucoup et devient énorme. Les douleurs sont fortes dans le bas-ventre, constipation, perte d'appétit, affaiblissement général.

21 août 1901. — Retour à l'hôpital. La malade est très anémique, les muqueuses des lèvres et la conjonctive sont pâles. En général, on peut dire que la malade a l'aspect cachectique. Elle est dans un état de dépression. Le côté droit de l'abdomen proémine fortement. La palpation permet de constater facilement une tumeur dure, à surface lisse et à bords nets. Le volume de la tumeur est d'une tête d'adulte. L'examen gynécologique par le vagin et le rectum a montré que la tumeur n'a aucune connexion avec les organes génitaux internes, mais il y a des adhérences avec les intestins. Après un examen minutieux, on a trouvé que la tumeur paraissait prendre son origine sur l'os iliaque droit, soit à l'épine, soit à la crête iliaque. Elle occupe tout le côté droit de la paroi abdominale antérieure ; vers la ligne sternale, elle s'élève à quatre doigts au-dessus de l'ombilic et à gauche dépasse de trois doigts.

Diagnostic. — Desmoïde de la paroi abdominale. Comme cette tumeur a une consistance ligneuse, s'est accrue lentement, est mobile seulement de côté, on suppose que c'est un fibrome, mais l'aspect de la malade nous fait penser qu'il s'agit d'un fibro-sarcome.

25 août. — Opération. En faisant l'incision de la peau, on voit qu'elle est adhérente avec la tumeur, que tous les muscles et les aponévroses de la paroi abdominale droite sont également adhérents. On peut séparer la peau quoique avec une grande difficulté sur toute l'étendue, sauf en un point vers l'ombilic où il faut réséquer un fragment de peau. Il est impossible de décoller la tumeur des aponévroses et des muscles à cause des solides adhérences. Comme je voulais garder le péritoine, et que je craignais par la section de la tumeur en deux moitiés de blesser les intestins, je fais le morcellement. Je commence à opérer par en haut, j'excise successivement

en allant dans la profondeur trois morceaux de la tumeur, chacun du volume du poing. En diminuant beaucoup par cette manœuvre l'épaisseur de la masse, je peux m'orienter et vérifier que la tumeur n'est pas adhérente aux intestins. Quant au reste de la tumeur, je l'élève et j'essaye de décoller le péritoine. Cette manœuvre est impossible, parce qu'il est très solidement attaché sur toute l'étendue de la tumeur. Je fais alors l'ablation de celle-ci avec le péritoine et les muscles, en sectionnant l'attache tendineuse (comme un pédicule) tout près de la crête et de l'épine de l'os iliaque droit. Le tissu était ici tellement touffu, qu'il fallut sectionner autour de la crête et l'épine iliaque avec les ciseaux et faire le curetage. Après l'opération, l'aspect de la plaie montre que le desmoïde a pris son origine sur la crête et sur l'épine de l'os iliaque droit, tellement forte était l'adhérence avec l'os en ce point. Comme le péritoine a manqué sur une grande étendue, l'épiploon l'a remplacé ; je le suture aux bords de la plaie. Je m'attendais à une grande suppuration du côté de la crête de l'os iliaque, et comme la perte de substance était considérable, je ne suture pas toute la plaie et je laisse dans le bord inférieur l'espace de trois doigts pour le drainage-tampon. Les sutures sont faites avec les fils d'argent, le drainage-tampon à la gaze stérilisée.

La période post-opératoire a passé comme elle passe ordinairement avec un drainage de la cavité abdominale. La température s'élève trois fois pendant 3-4 jours. Le tube digestif fonctionnait presque tout le temps normalement ; l'appétit est très bon. Le 3 octobre, le drainage est enlevé, la plaie est cicatrisée. La malade a commencé à marcher 25 jours après l'opération et le 17 octobre elle part chez elle tout à fait guérie.

La tumeur pesait 3,250 gr., la longueur était de 24 centimètres, l'épaisseur de 15 centimètres. La tumeur criait sous le scalpel pendant l'incision et « avait l'éclat de l'acier de Damas » (Steinthal). L'examen microscopique est fait par le prosecteur de l'institut d'anatomo-pathologique de l'Université de St-Vladimir, V. Niedielski ; il s'agit d'un fibrome pur (fibroma dura).

En outre, malgré leur absence de malignité, ces tumeurs par leur persistance peuvent entraîner la cachexie et la mort. On a trouvé dans la littérature 5 cas de mort par cachexie : Boulenger, Gaucher (fibro-sarcome), Reiz (fibro-sarcome), Paget (fibrome), Beveridge (fibrome).

Il y a donc des indications suffisantes à intervenir précocement.

Quelles sont les contre-indications de l'opération ? Nous n'avons point vu de cas où une cause ait entraîné à s'abstenir. A tout âge, comme chez les enfants en bas-âge et chez les femmes plus âgées, les opérations ont donné de bons résultats. Au septième congrès français de chirurgie, M. Témoin a rapporté l'observation d'une enfant de 14 ans qui portait une tumeur depuis l'âge de 2 ans. Desprès a soigné une femme âgée de 82 ans. En général, les fibromes se rencontrent le plus souvent à l'âge moyen de la vie chez les femmes, pendant la période de la pleine activité sexuelle ; c'est le moment où l'organisme est plus fort et peut supporter les opérations. Si la tumeur est découverte pour la première fois pendant la grossesse, l'extirpation peut être discutée.

Ledderhose estime qu'il y a danger que la tumeur ne s'accroisse rapidement sous l'influence de la grossesse et ne constitue une difficulté pour l'accouchement, surtout si la tumeur siège dans les parties inférieures de la paroi abdominale.

Si le desmoïde n'est reconnu par le malade ou le médecin que pendant les derniers mois de la grossesse, alors il n'y a pas généralement à craindre, si la tumeur est petite, qu'elle ne prenne, jusqu'au terme de la grossesse, un volume dangereux, et l'on renvoie plutôt l'opération jusqu'à l'issue des suites de couches. Si l'accroissement est rapide et menace l'évolution de la grossesse, ou peut produire la dystocie de l'accouchement, alors l'opération est indiquée.

Telle est l'opinion de Ledderhose ; on ne saurait l'adopter sans conteste. Dans l'observation que nous rapportons, nous voyons, au contraire, M. le professeur Forgue renvoyer à plus tard l'intervention sous la restriction d'une surveillance assidue dans un cas de fibrome diagnostiqué au troisième mois de la grossesse, mais de très petit volume, d'évolution très lente. Cette ligne de conduite nous semble plus prudente.

Observation XXI

(Inédite).

Recueillie dans le service de M. le professeur **Forgue**, par M. le Dr **Abadie**, chef de clinique

Fibrome de la paroi abdominale. — Ablation sans résection du péritoine. Guérison.

L... Marie, 30 ans, de Cette, entre le 9 mars 1903, dans le service de M. le professeur Forgue, pour une tumeur abdominale.

Règles à 16 ans, toujours douloureuses, avançant un peu. Mariée à 17 ans; depuis lors, 4 enfants venus tous à terme, à la fin de grossesses normales, par un travail court et relativement peu douloureux, sans suites de couches pathologiques ; ces enfants sont respectivement âgés de 9 ans et demi, 7 ans, 3 ans, 5 mois. Aucun antécédent pathologique à relever chez notre malade, de bonne santé habituelle, grande et vigoureuse.

Fille unique, elle a perdu son père à 52 ans d'une maladie de foie et sa mère à 38 ans d'une maladie inconnue.

Le début de la maladie actuelle remonte à mars 1902 ; à ce moment-là, sans cause provocatrice, des douleurs vives apparaissent dans le ventre, sans localisation bien nette, avec irradiations à l'anus; leur violence est assez grande pour imposer le repos au lit. A ce moment, la malade se palpe et trouve dans le côté gauche de l'abdomen, dans la région iliaque, une petite tumeur dure. Notons que depuis janvier, les règles avaient disparu.

M. le professeur Forgue voit cette dame dans son cabinet en mars 1902 au cours de la période assez aiguë ; il constate la tumeur signalée par la malade, mais en outre, il diagnostique une grossesse au troisième mois et conseille d'en attendre la terminaison normale pour intervenir chirurgicalement.

L'accouchement eut lieu à la fin de septembre.

Presqu'aussitôt après la tumeur, qui jusque-là s'était accrue lentement, subit une poussée d'accroissement ; ses dimensions augmentent rapidement ; il en est encore ainsi à l'heure actuelle.

A son entrée à l'hôpital, la malade accuse simplement une constipation marquée, presque continue depuis son dernier enfant ; il n'existe aucun phénomène douloureux du côté de la tumeur.

Celle-ci, située dans la région de la fosse iliaque gauche, forme une saillie ovoïde ; sa convexité lisse, à contour elliptique fuyant, à grand axe parallèle à l'arcade crurale, dont il est distant de trois travers de doigt, est large de quatre doigts environ ; son pôle supérieur est tangent à une horizontale passant par l'épine iliaque antéro-supérieure ; son extrémité inférieure affleure au mont de Vénus ; son bord interne atteint à peine la ligne blanche ; le bord externe est tangent à l'arcade crurale qu'il surplombe en pente douce. Cette tumeur est dure, uniformément dure ; on la contourne en tous ses points sans éprouver d'autre résistance que celle de la paroi souple, sauf à la partie supérieure où l'on sent très nettement un pédicule en corde qui la rattache à l'épine iliaque antéro-supérieure. La tumeur est mobile avec la paroi ; elle ne plonge ni dans l'abdomen, ni dans le petit bassin, où les touchers vaginal et rectal ne montrent rien d'anormal. Particularité intéressante : la tension des muscles de la paroi abdominale fixe absolument la tumeur sans déterminer d'affaissement.

Le *diagnostic* ne saurait faire de doute : il s'agit d'un *fibrome de la paroi abdominale*.

Opération, le 21 mars, par M. Forgue, assisté de MM. Abadie et Ausset. Anesthésie à l'éther par M. Rimbaud. Une incision en arc de cercle part de quatre travers de doigt au-dessus du mont de Vénus, près de la ligne blanche, et remonte vers le pôle supérieur de la tumeur, qu'elle dépasse pour empiéter dans le flanc. Sous l'aponévrose du grand oblique, en pleins muscles, on trouve la tumeur régulière, du volume du poing, mais ovoïde, très nettement limitée.

A sa surface se rendent de volumineux vaisseaux, sans qu'il y ait de zone où leur plus grande affluence, leur réunion puisse éveiller la pensée d'un hile. Le pédicule qui atteint l'épine iliaque est facile à sectionner ; il est constitué par une bande de fibres aponévrotiques condensées et tendues. La tumeur une fois bien libérée, on lui imprime un mouvement de bascule vers le flanc et l'on sépare le péritoine de sa face postérieure ; il n'y a pas d'adhérences et le clivage se fait par décollement aidé de coups de ciseaux tangents. Un de ces coups de ciseaux atteint le péritoine, dont la déchirure accidentelle, longue de 3 centimètres au plus, est surjetée. Réfection soigneuse de la paroi par des fils d'argent séparés chargeant fortement et rapprochant les lèvres musculaires et un surjet aponévrotique. 1 drain oblique. Suture de la peau aux crins de Florence.

Le lendemain, congestion à la base du poumon gauche.

Deux jours plus tard, amélioration très marquée.

Suites normales.

Premier pansement au 14e jour ; réunion par première intention. On enlève les fils et le drain.

La malade sort de l'hôpital le 11 avril, 20 jours après l'opération ; la paroi est solide. Par précaution chez un sujet gras, on préconise le port d'une ceinture pendant deux mois environ.

L'examen de la pièce a été pratiqué par M. le professeur Bosc (cahier VI, n° 41).

Examen macroscopique. — Tumeur du volume du poing, mais ovalaire et aplatie, très superficiellement lobulée, dure à la palpation qui laisse percevoir des parois plus résistantes et comme arrondies. Couleur rougeâtre avec de larges travées blanc nacré.

A la coupe, résistance d'un tissu musculaire ; sur la surface de la coupe, la tumeur est formée par un tissu ressemblant par sa couleur et son aspect à du tissu musculaire dissocié dans une de ses parties par de larges travées de tissu conjonctif dur, d'aspect tendineux, mais humide avec des foyers brillants et plus homogènes, ressemblant à des points de dégénérescence myxomateuse. Ces travées conjonctives s'enfoncent peu à peu dans le tissu rougeâtre de la tumeur, le dissocient en forme d'îlots qui se déchiquètent et se rapetissent de plus en plus jusqu'à disparition.

Examen microscopique. — L'examen d'un fragment étendu montre que la tumeur est constituée par des traînées de cellules et fibres allongées disposées très irrégulièrement et le plus souvent en tourbillons entourant des nappes plus ou moins étendues qui représentent une section transversale de ces traînées.

En certains points, ces éléments sont enfermés dans un tissu fibrillaire ondulé œdématié. Cet état œdémateux peut aller avec une infiltration hémorragique considérable. Les vaisseaux sont très abondants en forme de lacunes et présentent souvent une hypertrophie et une prolifération de leurs cellules endothéliales et périthéliales qui les font ressembler à des glandes. En d'autres points, le tissu conjonctif fibrillaire s'épaissit, devient plus compact et forme de larges placards scléreux.

A un fort grossissement, on constate que les travées à éléments fusiformes allongées sont formées de cellules musculaires lisses qui deviennent de plus en plus rares et isolées dans la partie œdémateuse parmi les fibrilles conjonctives. Ces dernières en d'autres point s'épaississent et se transforment en tissu fibreux adulte.

Il s'agit d'un *fibro-myome*.

Est-ce que l'état général de la santé peut entraîner une contre-indication ? Nous ne le pensons pas.

Il y a beaucoup d'observations où l'on a fait les opérations chez les malades cachectisés par la tumeur, et les résultats furent toujours favorables (Obs. d'Iwanoff). On peut dire, en général, que, dans tous les cas où il y a des fibromes de gros volume, il vaut mieux opérer, quoique la brèche doive être grande, et il faut extirper la tumeur en entier sans laisser une partie adhérente au péritoine.

Telle est l'opinion des classiques, celle de Gross et Rohmer dans leur manuel ; Peyrot, dans les quatre agrégés ; Forgue, dans le *Traité de thérapeutique chirurgicale* et dans son *Précis de pathologie externe* ; Michaux, dans le *Traité de chirurgie*, et de même chez les chirurgiens allemands Saenger, Ledderhose, Olléhausen.

CHAPITRE III

PROCÉDÉS OPÉRATOIRES ACTUELS

On peut diviser les procédés opératoires actuels en procédés extra-péritonéaux et en procédés intra-péritonéaux.

Le choix en est dicté par le siège anatomique de la tumeur et ses connexions. S'agit-il d'une tumeur située entre les feuillets aponévrotiques des muscles droits, ou grands et petits obliques, sans adhérence avec le péritoine, ou les adhérences sont-elles très faibles, et le procédé peut-il être extra-péritonéal, on peut faire la dénudation ou énucléation de la tumeur. Si la tumeur prend son origine à la face postérieure du muscle droit ou des autres muscles, il existe alors des adhérences profondes avec le péritoine qui nécessitent l'ouverture de la cavité abdominale et la résection du péritoine : il faut donc une méthode intra-péritonéale.

Quand le chirurgien se met à opérer le fibrome de la paroi abdominale, il doit toujours chercher à faire l'extirpation complète. On doit se préparer comme pour une laparatomie, parce qu'on ne peut pas préciser les rapports exacts avec le péritoine et savoir auparavant si on ne doit pas ouvrir le péritoine ou l'exciser en partie.

Il est important, pour certains chirurgiens, que les intestins soient vides autant que possible et affaissés. On obtient ce résultat d'une façon parfaite en faisant prendre au malade (ainsi qu'on le fait dans la clinique de Freund avant chaque laparotomie) durant 6 à 8 jours avant l'opération le matin une cuillerée à thé de poudre de réglisse et on institue la diète liquide.

Dans la même clinique, on donne trois fois par jour un cachet de chlorate de potasse 0,2 ; sous-nitrate de bismuth et sucre ââ 0,3. La veille de l'opération, on purge le malade et le matin même on fait le lavement. On nettoie soigneusement la paroi abdominale. Tous les instruments doivent être aseptiques. Le chirurgien et les aides se désinfecteront, la salle opératoire doit être bien nettoyée et lavée et avoir une température convenable.

Pour l'anesthésie, on emploie le chloroforme et l'éther ; quant aux instruments, on emploie le bistouri et les ciseaux courbes plus fréquemment pour les grands fibromes, pinces hémostatiques pour arrêter l'hémorragie. Pour les petits fibromes (d'une paume de la main, par exemple), on cherche à séparer toute la périphérie de la tumeur de ses connexions, par un instrument émoussé, quitte à employer un instrument tranchant si l'énucléation est impossible.

A. — Procédé extrapéritonéal

On commence par faire l'incision de la peau passant dans l'axe longitudinal de la partie la plus saillante de la tumeur ; si la peau est ulcérée ou adhérente, on entoure par une incision elliptique la partie lésée, qu'on laisse en connexion avec la tumeur.

Avec les fibromes purs, on réussit, après la séparation des fascias et des couches musculaires recouvrantes, à détacher la tumeur jusqu'à sa base avec un instrument émoussé.

Quel que soit le siège anatomique de la tumeur, sous-cutané ou intrapariétal ou sous-péritonéal, il faut faire la première incision jusqu'à sa surface. Souvent, il y a des hémorragies provenant des veines dilatées quand on coupe les fascias et les muscles.

Quand c'est possible, on sectionne les veines entre les deux pinces hémostatiques. Avec les fibromes purs, l'énucléation se fait bien facilement par suite des faibles adhérences avec les tissus voisins. On se sert d'un instrument émoussé, d'une spatule ou même du doigt, on rompt les brides aponévrotiques qui unissent le fibrome aux muscles. Il faut être bien prudent quand on fait la séparation de la tumeur par sa face profonde pour ne pas déchirer le péritoine.

S'il existe une connexion avec le péritoine pariétal, alors il faut essayer d'abord une séparation, mais il ne faudrait pas pousser ses tentatives trop loin, parce que le péritoine acquiert sur une grande étendue un amincissement anormal témoin qu'on faisait autrefois par crainte d'ouvrir la cavité abdominale. Les efforts pour dénuder le péritoine souvent sont défavorables, parce que en débridant les adhérences on déchire le péritoine.

B. — Procédés intrapéritonéaux

A côté des méthodes que nous venons d'étudier, plaçons une première éventualité : une éraillure, une déchirure accidentelle à la suite d'un coup de ciseaux tangent, d'une traction un peu vive, ouvre la cavité péritonéale mais sans excision aucune de la séreuse.

De nos jours, ce n'est plus là qu'un incident de gravité nulle ; un surjet au catgut rétablit la continuité, et l'opération se poursuit extrapéritonéale. C'est l'éventualité qui s'est trouvée réalisée dans notre observation inédite ; on peut juger de son peu d'importance.

Mais voici les circonstances où, à proprement parler, l'opération devient intrapéritonéale : les adhérences au feuillet séreux ont été assez intimes pour en rendre impossible la séparation d'avec la tumeur, malgré une dissection fine et patiemment poursuivie ; et le chirurgien se résout à entrer dans la cavité abdominale et à réséquer la partie du péritoine trop intimement adhérente à la tumeur. Cette éventualité se présente surtout dans les observations anciennes, alors que la timidité opératoire était fort légitime. A l'heure actuelle, c'est plus souvent de parti-pris, et non après échec d'effort tenace, que l'opérateur entrera dans la cavité abdominale ; sitôt que les instruments mousses, dont le meilleur est le doigt, sont jugés impuissants à dégager la tumeur et que la séreuse est reconnue adhérente, le procédé deviendra intrapéritonéal avec résection. Il ne saurait, en effet, plus être question de laisser une partie de la tumeur accolée au péritoine.

Pour pratiquer la résection, on fait une ouverture dans un point de la paroi abdominale, immédiatement à la limite de la tumeur, on incise sur deux doigts de la main gauche, introduits par l'ouverture pour protéger le péritoine, directement à la base de la tumeur. Les vaisseaux qui sont visibles sont pourvus de pinces avant leur section. Immédiatement après l'ouverture du péritoine, on peut introduire une compresse de gaze aseptique dans la cavité abdominale ; laissée en dedans, elle empêche l'issue des viscères et retient le sang écoulé pendant l'opération. On résèque toute la portion adhérente à la séreuse, c'est-à-dire le plan musculo-aponévrotique et péritonéal tout ensemble.

La section est faite, la tumeur est séparée ; on se trouve alors en présence : 1° ou d'une solution de continuité faible ; 2° ou d'une solution de continuité vaste mais permettant encore une suture bord à bord ; enfin 3° d'une solution de continuité qui rend impossible tout rapprochement des lèvres du péritoine.

Les deux premiers cas ne présentent ordinairement pas de difficultés pour fermer la plaie.

Il faut seulement bien nettoyer la cavité abdominale du sang, faire les ligatures des vaisseaux, puis, saisissant les lèvres opposées par des pinces à abaissement ou des pinces américaines et le rapprochant par traction, profiter des mouvements d'expiration qui affaissent la masse viscérale pour passer le fil du surjet au catgut ou mieux les fils d'argent.

Dans des cas plus difficiles, conseille Ledderhose, il est permis de rendre le péritoine un peu mobile par simple séparation (simple décollement) de la paroi abdominale ; mais comme la plaie, dans la majorité des cas, siège près de la ligne blanche et que le péritoine du côté sain ne permet pas de couvrir le défaut obtenu à cause de son insertion particulièrement solide à la ligne médiane, il s'ensuit le plus souvent une impossibilité de fermer par une suture la plaie péritonéale.

Dans les cas où il y a eu une large perte de substance musculo-aponévrotique et péritonéale par la résection quelquefois de toute la moitié de la paroi abdominale, le rapprochement des bords du péritoine est tout à fait impossible.

Cette éventualité s'est présentée la première fois avec Esmarch (1874), puis Sklifosswski (1876 et 1881), puis Sænger (1883). Alors qu'en France, ainsi que Labbé le premier, on cherche autant qu'il est possible à respecter le péritoine et à le décoller, quelque mince qu'il soit, les chirurgiens étrangers se sont montrés beaucoup plus hardis et plus audacieux dans leurs résections péritonéales et ne reculaient pas devant leur ampleur.

Il fallait alors renoncer à la fermeture complète de la brèche péritonéale. Il faut diminuer cette brèche par des sutures au niveau des angles. — Ceci fait, la conduite opératoire est alors variable suivant les observations.

1° Esmarch (1874), Sklifossowski (1876), Sænger (1883) suivent une méthode semblable au point de vue du péritoine et ne s'inquiétent nullement du remplacement de la séreuse.

Ils refont directement au-dessus des intestins la paroi abdominale ou le plan cutané seul dans les procédés spéciaux et hardis que nous étudierons plus loin.

2° Mais dès maintenant il nous semble intéressant de citer les expériences de Sklifossowski, puis Sænger sur la résection large du péritoine et de la paroi, car ce sont elles qui ont donné naissance à la méthode de remplacement du péritoine par l'épiploon.

Chez 5 chiens, Sklifossowski a enlevé une moitié de la paroi abdominale, il a recouvert la brèche à l'aide de l'épiploon et de sutures cutanées. 2 animaux moururent le 5me et le 7me jour par suite d'une péritonite septique ; le 3me est mort le 10e jour par suite d'un prolapsus des intestins : les deux autres résistèrent bien à l'opération et furent tués 14 jours et 6 semaines plus tard. Le résultat des autopsies montra que dans tous les cas, une adhérence s'était produite entre l'épiploon et la face postérieure de la plaie de la paroi abdominale ; une fois, il s'est produit en un petit point non recouvert par l'épiploon une adhérence d'une anse intestinale avec la paroi abdominale par du tissu conjonctif lâche. Enfin une fois on a trouvé près de l'adhérence de l'épiploon une adhérence du mésentère avec la paroi abdominale.

Sænger a constaté par une expérience faite avec Kühnast sur un lapin, qu'après l'excision d'un gros morceau du péritoine pariétal, il ne se produit pas sur le bord de la brèche de néoformation de l'endothélium. Il se produit une adhérence d'une anse intestinale, mais seulement jusqu'à 1/2 à 1 cm. du bord de la brèche ; entre ce bord et la limite de la production des adhérences, il se formait un tissu cicatriciel brillant et tendu.

Saenger pense que, consécutivement par tension des adhérences, il se produit une rétraction de l'anse intestinale adhérente.

Sklifossowski et Saenger, par leur procédé de remplacement par l'épiploon, facilitent la production d'adhérences entre l'épiploon et la paroi et empêchent les anses intestinales de s'accoler au feuillet pariétal cruenté.

Ledderhose et Steinthal, dans leurs articles récents, conseillent les résections non timides et l'emploi du procédé imaginé par Sklifossowski. L'observation d'Ivanoff (de Kiew), encore inédite en France et que nous rapportons, montre la mise en pratique de ce procédé ; c'est assez dire son intérêt.

3° Enfin, on peut citer un procédé exceptionnel de Kramer. Il s'agit d'une femme, âgée de 40 ans, atteinte d'une tumeur d'une paroi abdominale.

Dans ce cas, l'ouverture du péritoine étant trop vaste pour être fermée par une simple suture, Kramer profite de la coexistence d'une hernie inguinale chez la même malade pour implanter la séreuse du sac herniaire dans la perte de substance de la séreuse abdominale ; le résultat obtenu fut très satisfaisant.

C. — Réfection de la paroi. Soins post-opératoires.

La section de la sangle musculo-aponévrotique entraîne comme écueil l'éventration consécutive. On doit tout faire pour l'éviter.

Lorsque la perte de tissu est faible, un rapprochement par un double surjet au catgut peut être considéré comme suffisant ; mais mieux vaudra encore employer les points séparés au fil d'argent, chargeant obliquement, pour éviter de glisser entre les fibres musculaires, une forte épaisseur de tissus pour obtenir une ligne de réunion solide, stable et bien rembourrée. Nous en trouvons un exemple dans l'observation de M. le professeur Forgue.

Mais le problème est autre dans les cas de vastes délabrements, dans les cas où le « prelum abdominale », ainsi que que le nomme Sklifossowski, se trouve enlevé. Ici, les méthodes à employer sont différentes.

Voici celles qu'employèrent Esmarch, Sklifossowski, Saenger ; les tableaux qui les indiquent rappellent aussi la conduite suivie à l'égard de la tumeur et du péritoine.

Esmarch :

1° Détachement de la tumeur des muscles et des fascias ;

2° Découpure de la tumeur avec son péritoine et ligature consécutive des vaisseaux béants ;

3° Pas de drainage ;

4° Suture d'argent à la peau du ventre, simple suture linéaire.

Sklifossowski :

1° Détachement de la tumeur de la peau seulement ;

2° Découpure de la tumeur avec muscles, fascias et péritoine. Ligature des vaisseaux qui donnent ;

3° Drainage de la cavité péritonéale. Deux drains ;

4° Suture linéaire de la peau de l'abdomen.

Saenger :

1° Détachement de la tumeur de la peau seule ;

2° Découpure de la tumeur avec une partie des muscles sous-jacents après doubles ligatures en série des parties musculaires aponévrotiques et péritonéales à couper tout autour de la tumeur, et section entre les deux ligatures simultanées ;

3° Drainage de la cavité péritonéale, quatre drains, et de la peau, trois drains ;

4° Elévation de la peau en un large et haut bourrelet. Suture à plusieurs reprises.

On voit par là les procédés variables de traitement de la paroi ; tantôt le lambeau cutané, doublé de son épaisse couche de tissu cellulo-adipeux est seul à représenter la paroi, tantôt la peau se trouve tirée de tous côtés vers l'incision, plissée et adossée à elle-même, puis suturée de façon à former un large bourrelet résistant (Saenger).

Koenig conseille, dans les cas où il y a un surplus de peau après l'extirpation d'un desmoïde, d'attirer cette peau solidement, de la soulever et de réunir les surfaces sub-cutanées posées l'une sur l'autre par une suture en forme de matelas.

Dans de semblables cas, le port ultérieur d'un *appareil prothétique* sera un complément obligé.

Nous devons citer aussi une observation (obs. IV) de Kramer où, le plan musculaire manquant, est ingénieusement remplacé par le grand droit de l'abdomen, extrait de la loge aponévrotique et déplacé latéralement jusqu'à venir combler la perte de substance de la paroi latérale.

Observation XIX

(Résumée)

Verneuil et **Reclus** : *Bulletin de la Société de chirurgie*, 3 avril 1885

Reclus a raconté l'obervation d'un malade que M. Verneuil avait opéré, il y a douze ans, d'un énorme fibrome de la paroi abdominale. Le malade entre dans le service de M. Verneuil le 3 juillet 1883. Il y a quatre mois que cette tumeur était apparue. C'était une tumeur petite, d'une grosseur d'amande, dure, mobile. Puis, elle s'était mise à s'accroître très rapidement, au milieu de crises névralgiques qui duraient chaque jour de deux à six heures et s'opposaient à tout travail. Malgré ces douleurs, l'état général était bon. Au premier examen, on constate une tumeur au niveau de la fosse iliaque gauche, bien incluse dans la paroi abdominale, mais sans adhérence à la peau. Elle s'étend de l'épine du pubis à l'épine iliaque antérieure et supérieure et mesure 12 centimètres.

L'extirpation en est décidée ; elle a lieu le 28 octobre. Les difficultés furent considérables ; on dut séparer une grande partie de la paroi abdominale reliée avec la tumeur, une partie de l'aponévrose, du grand oblique, du petit oblique, du transverse et le bord externe du droit antérieur, et libérer les insertions sur la crête iliaque. Dans la profondeur, on ne put décoller le péritoine ; un large lambeau fut enlevé, le cordon spermatique et l'ouraque furent coupés et on arriva sur le paquet vasculo-nerveux. Les adhérences à la gaine étaient considérables comme à l'intestin, et on avait dû laisser des morceaux de tumeur. La cicatrisation d'une telle brèche fut lente. Puis, le malade a noté la pullulation du morceau de tumeur laissé dans la fosse iliaque. Le malade change de service, puis on le perdit de vue et on pensa à la mort probable. Au commencement de 1895, treize ans après l'intervention, il rentrait dans mon service, et je pus voir que cette tumeur récidivée avait dû s'arrêter, parce que le débris de tumeur ne dépassait pas le volume d'un œuf de poule. L'examen histologique a montré que c'était un fibrome pur.

Passons à présent à la question de la nécessité d'une parfaite *hémostase*. Avant de suturer la plaie, il faut assurer l'hémostase, restant ainsi fidèle aux prudents préceptes de Verneuil ; il ne doit se produire aucun liquide et la réunion se fait par première intention.

Faut-il *drainer?* Si la tumeur est extirpée de la paroi abdominale sans lésion du péritoine, il est sage de mettre un drain dans l'angle inférieur jusqu'aux couches profondes non lésées, pour laisser écouler en dehors le sang et la sécrétion de la plaie.

Si le péritoine est ouvert ou partiellement excisé, on pourrait renoncer à un drainage particulier de la cavité abdominale, si on obtient par des sutures au fil d'argent une application solide de toutes les couches. Si la plaie ne se ferme qu'avec une certaine tension, il peut être indiqué de faire une compression de l'abdomen, essentiellement pendant le premier temps après l'opération, avec un pansement à lien élastique. On n'enlève les sutures qu'à la fin de la deuxième semaine. Les malades garderaient le lit 8-14 jours après l'opération, afin d'éviter la production d'une hernie au niveau de la cicatrice.

CHAPITRE IV

RÉSULTATS

Si nous faisons à présent la comparaison des opérations faites par les procédés extrapéritonéaux et intrapéritonéaux, nous verrons que les résultats des derniers sont beaucoup plus favorables.

Les opérations avec extirpation incomplète sont abandonnées à présent parce qu'elles provoquaient souvent la mort. On peut le voir dans l'observation d'Esmarch (n° 46) *in* Labbé. Si les malades ne meurent pas toujours après une telle opération, il se produit une récidive, très rapide, par repullulation de néoplasme (obs. Verneuil et Reclus, n° 19).

L'ablation des tumeurs par énucléation, c'est-à-dire par le procédé extrapéritonéal, est bonne seulement lorsque les tumeurs ont pour siège les muscles droits ou les grands et petits obliques, et il n'y a pas d'adhérences avec le péritoine.

2° Quand les tumeurs ne sont pas volumineuses, il ne faut pas faire la dissection du péritoine sur une grande étendue. Mais si elles adhèrent à la face postérieure de ces muscles, l'adhérence au péritoine existe presque toujours, l'ouverture du péritoine est imminente; le résultat est douteux, parce que, en faisant l'énucléation, l'asepsie n'est pas tout à fait assurée, la péritonite et la mort peuvent venir. A présent, grâce au changement de conditions opératoires : asepsie et antisepsie, nous n'avons rien à craindre de l'ouverture du péritoine. Seule, la résection complète et totale de la tumeur produit des succès s'il y a l'adhérence au péritoine. On enlève alors tout le plan musculo-aponévrotique et péritonéal tout entier et on suture la brèche. Labbé, dans son traité des fibromes appelle les opérations de Sklifossowski et Sænger « des opérations hardies ». Les observations de ces chirurgiens nous permettent de voir que les résultats de leurs opérations sont complètement favorables. Les deux malades de Sklifossowski, Mme Kaschine et E..., cinq ans après l'opération étaient bien portantes, bien que les tumeurs fussent des fibro-sarcomes. Aucune d'elles n'a présenté de troubles dans les fonctions de l'intestin ; il est probable que chez toutes deux, exactement comme chez les animaux, le grand épiploon s'est rapidement soudé à la face profonde du lambeau cutané, ce qui a mis l'intestin complètement à l'abri.

Sklifossowski montre que, dans les cas de fibro-sarcomes, il faut toujours enlever les parties lésées dans une grande étendue ; par là, on se garantit contre la récidive. Quant aux volumineuses tumeurs, elles doivent également être enlevées totalement. On tâchera de conserver le plus possible de péritoine, mais dès que la dissection sera difficile se rappelant l'utilité de l'interposition épiploïque et les succès de Sklifossowski, il ne faudra point reculer devant la résection large du péritoine même réduite à un plan cutané ; la paroi peut remplir ses fonctions et échapper à l'éventration, grâce à un appareil prothétique.

Passons enfin à la statistique de mort comme suite directe de l'opération. Ledderhose, dans cent observations, a constaté la mort dans quinze cas, c'est-à-dire 16 0/0. La majorité des cas de mort appartient à la période pré-antiseptique ; huit fois il est survenu une péritonite par suite de la lésion du péritoine ; cinq fois on a constaté une péritonite sans que le péritoine ait été lésé ; deux fois une hémorragie était cause de la mort. Deux fois la mort est survenue par récidive après une extirpation ; une fois, il est survenu, après cautérisation, une pyhémie.

Dans notre travail, où sont réunies les observations de treize dernières années, sauf quelques-unes de date ancienne, nous voyons que toutes les opérations donnent de bons résultats ; toutes se terminent par la guérison. Il y a seulement trois récidives de fibro-sarcomes ; ce sont les cas de Verneuil, de Doléris et de Villar.

Tableau

TABLEAU N° 1

NOMS D'AUTEURS et Nos des Observations	SEXE	AGE	Particularités Anatomiques	Procédés opératoires Extrapéritonéaux	Volume et Poids de la Tumeur	Résultat	Remarques
1. Doléris et Mangin.	F.	26	Fibrome	Extrapéritonéal	Œuf de poule	Guérison	
2. Doléris et Mangin.	F.	37	Fibrome	Extrapéritonéal	Œuf	Guérison	
3. Ardouin.	F.	23	Fibro-sarcome	Extrapéritonéal	Tête d'adulte 4 kil.	Guérison	
4. Morestin.	F.	26	Fibrome	Extrapéritonéal	Amande verte	Guérison	
5. Gross (de Nancy). .	F.	28	Fibro-sarcome	Extrapéritonéal			
6. Marchand.	F.	30	Fibrome non encapsulé, texture embryonn.	Extrapéritonéal	Œuf de poule	Guérison	
7. Paget	H.	27	Tumeur fibreuse	Extrapéritonéal	Grosse orange	Guérison	Traumatisme occasionnel
8. Hassler	H.	22	Fibrome	Extrapéritonéal		Guérison	
9. Solomka.	F.	24	Sarcome	Extrapéritonéal	7 kilos 1/2	Guérison	
10. Auvray et Marcill.	F.	24	Fibrome	Extrapéritonéal avec adhérence au péritoine.	Grosse noix	Guérison	
11. Bazy.	F.	30	Fibrome	Extrapéritonéal	Petit œuf de poule	Guérison	Double pédicule

OBSERVATIONS

OBSERVATION PREMIÈRE

Résumée

Doléris et Mangin. — *La Gynécologie*, 1896, page 232

Mme Adrienne D..., 26 ans (sœur de Mme G...). Réglée à 12 ans, fréquentes épistaxis dans sa jeunesse. Mariée à 19 ans, accouchée à 21 ans, normal. Il y a quatre mois, Mme D... s'est aperçue qu'il lui venait, dans l'aine droite, une tumeur dure. Elle est située au-dessus de l'arcade de Fallope, avec laquelle elle est fusionnée par en bas. Par en haut, on peut passer les doigts derrière elle. La tumeur a une forme ovoïde, du volume d'un œuf de poule, un peu mobile de bas en haut. Elle se confond avec les trousseaux fibreux qui partent de l'épine iliaque et du voisinage de la crête. La douleur est rare ; la consistance est dure et fibreuse.

Opération, le 27 mars 1895 : incision parallèle à l'arcade crurale, qui ouvre la peau, le tissu cellulaire, l'aponévrose du grand oblique et découvre la partie supérieure de la tumeur. La dissection de cette partie est facile ; la partie inférieure est fusionnée avec les fibres de l'arcade crurale, qu'il faut sectionner avec les ciseaux pour achever l'énucléation. Quatre sutures profondes et totales au crin de Florence ; deux points superficiels. Un drain, pansement à l'aristol, compression par un bandage de corps.

Examen microscopique : — Fibrome.

Observation II

(Résumée)

Doléris et Mangin. — Fibro-Myome de la paroi abdominale récidivé. — *La Gynécologie*, 1896, p. 231.

Mme G..., 37 ans. — Fibrome intramusculaire de l'abdomen, opéré le 3 août 1891.

Pas d'antécédents héréditaires. Mariée à 20 ans, trois enfants en quatre ans, le quatrième 12 ans après. Deux mois après le début de la dernière grossesse, la malade s'est aperçue d'une tumeur qui se déplaçait quand elle se levait. Doléris diagnostiqua grossesse et tumeur. Accouchement heureux ; fut opérée quatre mois après, avril 1890. Ovariotomie, guérison. Quelques mois après elle a senti des douleurs déterminant de l'endolorissement de la cuisse. Doléris diagnostiqua fibrome dans l'épaisseur du muscle transverse.

Opération, du 3 août 1891. — L'incision d'une mince cicatrice permet de reconnaître une poche d'éventration de 5 à 6 centimètres de diamètre à l'angle inférieur.

L'examen de l'abdomen fait reconnaître que la tumeur sentie du côté droit fait une saillie très peu prononcée au-dessous de la couche fibreuse sous-péritonéale et paraît fixée à la crête de l'os des îles vers son tiers moyen.

La plaie abdominale est refermée après résection de toute l'épaisseur du ligament au niveau de l'éventration. La nouvelle ligne de suture comprend toute l'épaisseur de la paroi et, par suite de la résection, se trouve légèrement incurvée.

La tumeur est de couleur blanchâtre, de la grosseur d'un œuf, logée probablement entre le transverse et le petit oblique adhérente au périoste et fusionnée par sa surface avec les fibres striées des muscles avoisinants. Suture et drainage, suites très simples.

Observation III

(Résumée)

P. Ardouin. — Enorme fibro-sarcome de la paroi abdominale. *Bull. Soc. Anat.*, novembre 1897.

L..., couturière, 23 ans, entre le 3 juillet 1897 à l'hôpital Broussais, dans le service du docteur Michaux. Elle présente du côté gauche une volumineuse tumeur de la paroi abdominale.

Pas d'antécédents héréditaires ; fièvre typhoïde à l'âge de 15 ans. Deux accouchements normaux. Trois ou quatre mois avant l'apparition de la tumeur, la malade reçoit sur le côté gauche du ventre un coup de timon de voiture. Dix-huit mois environ avant son entrée à l'hôpital, la malade constate elle-même, qu'elle porte une petite tumeur du volume d'un œuf, à 7 ou 8 centimètres de la ligne médiane, un peu au-dessous de l'ombilic. Pendant six à sept mois, le volume ne change pas notablement. Une grossesse survient alors et la tumeur acquiert progressivement ses dimensions actuelles. Le volume de la tumeur ne change pas depuis l'accouchement.

En juillet, on constate que la tumeur présente la forme d'un ovoïde à grand axe vertical, *du volume d'une tête d'adulte.*

Cette masse occupe la paroi abdominale sous-ombilicale dans toute sa hauteur, à gauche de la ligne blanche ; elle est assez mobile sur les plans profonds, de consistance uniformément dure, indolente, sauf un point où il existe une petite ulcération avec adhérence de la peau. Nulle part on ne trouve de ganglions lymphatiques hypertrophiés.

Le 7 juillet 1897, M. Michaux pratiqua l'extirpation. La section des grosses veines qui serpentent dans le tissu cellulaire sous-cutané produit une hémorragie assez abondante. La tumeur n'était pas adhérente au péritoine. Suture à deux plans, le profond musculo-aponévrotique, le superficiel cutané. Réunion par première intention.

La malade sort guérie le 15 juillet ; elle est revue en novembre en parfait état.

Examen de la pièce. — Le poids dépasse 4 kilogrammes. Elle ne présente aucun pédicule, aucune racine ; elle est dure, avec quelques bosselures au voisinage de son point d'implantation.— Sur une coupe verticale, la section est blanc-grisâtre, le tissu est dense, fibreux, criant sous le scalpel. — Examen microscopique : il s'agit d'un fibro-sarcome.

Observation IV

(Résumée)

Morestin. — *Société anatomique*, 19 mai 1899

Fibrome de la paroi abdominale

Femme de 26 ans, entre le 10 mai à l'hôpital Saint-Louis. Elle a eu deux enfants. Ses grossesses étaient normales et les accouchements aussi. La santé générale est excellente, pas de maladies antérieures. Depuis 8 mois elle a aperçu une petite tumeur au côté gauche un peu au-dessus de l'aine et qui a augmenté de volume depuis quelque temps. Les dernières règles furent douloureuses et la malade s'est décidée à subir une opération. L'aponévrose du grand oblique soulevé par la tumeur était intacte, elle glissait à sa surface et n'avait avec elle que des adhérences celluleuses fort lâches. En écartant les deux lèvres de l'incision par des pinces de Kocher, on put voir la masse néoplasique d'un blanc rosé, ayant la forme et le volume d'une amande verte entourée de sa coque.

Le ligament rond n'avait aucun rapport direct avec la tumeur. La tumeur occupait presque dans toute son épaisseur le plan charnu formé par les muscles grand et petit obliques. La plaie fut ensuite refermée par des sutures profondes et superficielles sans drainage.

Les fils ont été ôtés le 19 mai et la réunion est parfaite. La tumeur extirpée est ferme, blanchâtre et uniforme.

L'examen microscopique a démontré qu'elle est composée de tissu fibreux pur et très dense.

Observation V

(Résumée)

Auvray et Marcill. — *Société anatomique*, 7 juillet 1899

Fibrome de la paroi abdominale

A..., âgée de 24 ans, ménagère, entre à l'hôpital de la Charité, salle Gosselin, le 18 avril 1899. Elle porte une tumeur au côté gauche du ventre. Cette tumeur ne fait point de saillie appréciable, parce que le néoplasme est situé dans les couches profondes de la paroi, comme on peut s'en assurer par la palpation. On sent au-dessus de l'arcade crurale, à un travers de doigt de cette arcade, tout près de l'épine iliaque antérieure et supérieure, en dehors du point où doit se trouver l'orifice profond du trajet inguinal, une masse dure, lisse, indolente, du volume d'une grosse noix, légèrement mobile sur les plans profonds quand les muscles sont relâchés, fixés par leur contraction. Cette tumeur est en connexion intime avec la paroi. Son siège, ses rapports, l'âge de la femme et la marche de l'affection permettent de porter le diagnostic de fibrome pariétal.

L'extirpation en fut pratiquée le 12 mai. La dissection est

faite avec soin, pour tâcher d'établir les connexions et les rapports. L'aponévrose du grand oblique est mise à nu au niveau de la tumeur, par une assez longue incision parallèle aux fibres de cette aponévrose commençant au-dessus de la crête iliaque jusqu'au voisinage de l'anneau inguinal superficiel. Après l'incision de l'aponévrose du grand oblique, qui n'adhérait pas à la tumeur, immédiatement au-dessus de celle-ci, on trouve la tumeur qui fait corps avec le muscle petit oblique. Par sa face profonde la tumeur répond au muscle transverse ; elle n'adhère pas au péritoine, qui est absolument respecté au cours de l'opération. Trois plans de sutures : musculaire, aponévrotique et cutané. Guérison.

Observation VI

(Résumée)

Gross (de Nancy). — Recueillie par M **Michel** ; *Bulletin médical 1900, N° 26*

La malade, de 28 ans, est entrée au service, le 24 novembre 1899. Depuis le début de sa dernière grossesse, elle s'est aperçue qu'elle portait une tumeur à gauche de la ligne médiane.

Après l'accouchement, la tumeur persista, elle continua à grossir, restant indolore et mobile.

A l'examen, on constate une tumeur mobile dure, un léger réseau veineux à la surface de la saillie. La peau et le tissu cellulo-adipeux sont mobiles sur la tumeur.

Tout l'ensemble des phénomènes nous permet de songer à un fibrome, ou un fibro-sarcome.

L'opération pratiquée a démontré que la tumeur était développée dans la gaine du muscle droit. Le péritoine s'est déchiré un peu au-dessous de l'ombilic, et la brèche péritonéale fut suturée.

L'analyse histologique a montré que la tumeur était un fibro-sarcome.

Observation VII

(Résumée)

Marchand. Recueillie par **Mermet**.

Fibrome pédiculé et non encapsulé de la paroi abdominale.

Marie L..., âgée de 30 ans, porte une tumeur de la paroi abdominale. Depuis le mois de janvier, cette femme a commencé à souffrir ; elle avait une certaine gêne dans quelques mouvements. Au mois de mars 1894, elle remarqua une tumeur dans l'épaisseur de la paroi abdominale. Depuis cette époque, elle a continué à s'accroître sans cesse.

Etat actuel. — Outre la gêne des mouvements, la malade souffre dans d'autres actes de la vie organique : la miction et la défécation sont pénibles parfois. A part cela, elle a des troubles digestifs d'origine réflexe ; les autres organes paraissent être sains.

A l'examen de la paroi abdominale, on remarque au côté gauche une tumeur dure, mobile, indolente, du volume d'un œuf de poule.

Diagnostic. — Fibrome pédiculé.

Opération (28 juillet). — Incision de la peau, des fascias sous-cutanés, du plan aponévrotique musculaire du grand oblique, et, au-dessous de lui, on trouve un nodule fibreux. La face postérieure de la tumeur n'est pas adhérente au péritoine. Les muscles de la paroi sont suturés au catgut et sur deux étages ; suture cutanée au crin de Florence.

Guérison par première intention. Sortie de la malade le 14 août.

Tumeur du volume d'un œuf de poule.

L'examen microscopique a montré qu'il s'agit d'un fibrome non encapsulé, à texture embryonnaire et assez vasculaire.

Observation VIII

(Résumée)

Hassler (de Lyon). — Oserv. comm. au IXe Cong. franç. de chirurgie 1895

Voir page 10.

Observation IX

Solomka. — Vratsch, 1897, nº 27

Voir page 10.

Observation X

Auvray et **Mareill**

Voir page 12.

Observation XI

Bazy. — *Bull. Soc. anat.* Juillet 1902, p. 721

Voir page 16.

Tableau

TABLEAU N° 2

NOMS D'AUTEURS et N°s des Observations	SEXE	AGE	Particularités anatomiques	Volume et Poids	Procédés opératoires intra-péritonéaux	Résultat	Remarques
12. Témoin	F.	2	Fibrome	Tête d'enfant 1.400 gr.	Résection du péritoine d'une pièce de 2 fr.	Guérison	Récidive
13. Villar	F.	39	Fibro-sarcome		Extirpation de la tumeur avec la résection du péritoine.	Guérison	
14. Warnek	F.	35	Fibrome		Résection du péritoine	Guérison	
15. Kirmisson.	H.	18	Fibrome calcifié	Volume d'une pièce de 5 fr.	Résection du péritoine	Guérison	
16. Ledru	F.	27	Fibrome	Poing	Résection du péritoine	Guérison	
17. Doléris et Mangin.	F.	27	Fibro-myome Fibro-sarcome (récidive)	Gros poing	Résection du péritoine	Guérison	
18. Claude et Tuffier. .	F.	27	Fibro-myxome	Œuf	Résection du péritoine de 5 cm. largeur et 7 cm. longueur.	Guérison	Récidive, adhérence avec épiploon et intestins
19. Reclus et Verneuil.	H.		Fibrome		Résection du péritoine Résection de tous les muscles de la paroi abdominale et du péritoine.		Récidive
20. Warnek	F.	35	Fibrome		Résection du péritoine	Guérison	
21. Forgue	F.	30	Fibrome	Poing	Déchirure du péritoine		
22. Kirmisson.	H.	4	Sarcome		Résection du péritoine	Guérison	

Observation XII

(Résumée)

Témoin. — 7me Congrès français de Chirurgie, 5 avril 1893.

Tumeur fibreuse de la paroi abdominale chez l'enfant.

Chez une enfant de quatorze ans est apparue une tumeur fibreuse de la paroi abdominale. A l'âge de 2 ans, sa mère lui trouva dans le côté gauche de l'abdomen, une petite tumeur de la grosseur d'une noix, tumeur dure, mobile, indolente, qui, en un an, prit le volume d'un poing. En mars 1890, elle me la présente et je trouve une tumeur de la grosseur d'une tête d'enfant s'étendant des fausses côtes à l'arcade crurale et surplombant le tiers supérieur de la cuisse. Cette tumeur est irrégulière, non adhérente à la peau, mais s'immobilise par la contraction des muscles de l'abdomen. L'enfant est très faible, marche très péniblement et le poids de la tumeur l'oblige en marchant à avoir un balancement qui lui donne, vue de dos, l'apparence d'une petite fille atteinte de luxation congénitale de la hanche.

Diagnostic : tumeur fibreuse de la paroi abdominale. L'opération a lieu le 9 mai 1890 ; on fait une incision de 12 centimètres au moins, partant de la dixième côte et aboutissant à l'arcade crurale. La tumeur est nettement sous-musculaire, se laisse détacher facilement des couches superficielles, elle repose profondément sur le péritoine. Le décollement de cette séreuse, malgré toutes les précautions, était impossible et on en a réséqué une pièce de 2 francs environ, où son adhérence avec la tumeur est très forte. Le poids du fibrome était de 1.400 grammes. Le péritoine est suturé à la soie, la plaie fermée par deux plans de sutures et l'enfant guérit.

Je l'ai revue ces jours derniers (deux ans et demi après l'opération) ; elle va très bien. La mère me dit que pendant plus d'un an sa marche a continué à être défectueuse, mais depuis cette époque elle est devenue normale.

Observation XIII

(Résumée.)

Villar. — *XIIIe Congrès français de Chirurgie.* 1900. — Volumineux fibro-sarcome de la paroi abdominale. — Extirpation. — Guérison.

Mme X..., âgée de 39 ans, réglée à quatorze ans et mariée à dix-huit, a eu quatre enfants dont le dernier est aujourd'hui âgé de cinq ans. Pas d'antécédents héréditaires à signaler.

Il y a cinq ans, au moment de sa dernière grossesse, Mme X... constata l'existence près de l'ombilic d'une petite tumeur du volume d'une noix, dure et mobile sous la peau. Cette tumeur augmenta lentement et, au mois de novembre 1898, immédiatement après une attaque de fluxion de poitrine, elle prit presque un développement énorme ; la peau était bien distendue et ne tarda pas à s'ulcérer.

Etat actuel. — Je vois la malade dans les premiers jours de février 1899. Elle était très affaiblie et extrêmement amaigrie ; la tumeur, qui faisait une saillie considérable en avant, s'étendait dans le sens vertical de l'ombilic à la symphyse pubienne ; sur les côtés, elle empiétait largement sur les flancs. La tumeur était assez mobile, de consistance dure, irrégulière. La peau qui la recouvrait était violacée, amincie et ulcérée en plusieurs points ; sous cette peau se voyaient de gros cordons veineux. Je portai le diagnostic de fibro-sarcome de la paroi abdominale et j'opérai la malade le 18 février.

Opération. — Après avoir circonscrit la tumeur par une grande incision, je plaçai des pinces sur les pédicules vasculaires qui la bordaient ; je pus éviter ainsi de faire perdre trop de sang à la malade. Continuant l'opération, après avoir sectionné les pédicules vasculaires, il me fut facile de constater que le néoplasme faisait corps avec la paroi musculo-aponévrotique et le péritoine. Je tranchai donc délibérément toute l'épaisseur de la sangle pariétale et j'arrivai à extirper la tumeur tout entière sans en laisser le moindre débris. Il va sans dire qu'après cette large résection musculo-péritonéale, je me trouvai en présence d'une vaste brèche qu'il fallait chercher à combler. Pour parvenir à rapprocher les bords de cette brèche, je pratiquai des débridements en haut, en bas et sur les parties latérales. Je pus ainsi, en me servant de gros crins de Florence, suturer en un seul plan toute la paroi abdominale, puis je plaçai quelques crins supplémentaires n'intéressant que la peau. Les suites opératoires furent des plus simples et la malade pouvait quitter ma maison de santé dix-sept jours après l'opération.

J'ai eu de ses nouvelles ces jours derniers ; elle va bien, mais il est survenu, au dire de son médecin, deux petits noyaux de récidive à la partie inférieure de la cicatrice. Ceci n'a rien de surprenant, étant donné le volume de la tumeur primitive, sa marche et l'existence d'ulcérations à la surface de la peau ; ces différents facteurs indiquant un état avancé de la lésion.

L'examen histologique a démontré qu'il s'agissait bien d'un fibro-sarcome.

Observation XIV

(Résumée)

Warnek. — *Chirourguitcheskaïa Lietopis* sous la direction de Sklifossowski et Diakonoff. IVme volume. Moscou 1894.

Ablation d'un desmoïde de la paroi abdominale avec résection du feuillet pariétal du péritoine.

Le 23 février 1899 entre à l'hôpital une paysanne P..., 35 ans, atteinte d'une tumeur de l'abdomen. Pas d'antécédents héréditaires, ni personnels. 4 accouchements, le dernier il y a un an. Il y a 3 ans, la malade est tombée dans une cave, mais elle n'a pas éprouvé de sérieuses lésions. Depuis 2 ans s'est manifestée une tumeur vers la région de l'ombilic, quelquefois douloureuse ; elle grossit lentement et constamment.

Examen. — Au niveau de l'ombilic on peut palper une tumeur dure, lisse, plate, mobile, indolente. On peut supposer qu'elle siège dans l'épaisseur du muscle droit gauche; à droite, la ligne blanche la limite, à gauche, elle s'étend à 5 travers de doigt, et en haut et en bas à 3 doigts. On ne peut palper aucun pédicule ni mettre la tumeur de champ. Tous les organes sont tout à fait sains.

Diagnostic : desmoïde de la paroi abdominale.

Opération, le 26 février. — La tumeur avait son siège, ainsi qu'on l'avait supposé, entre les aponévroses du muscle droit gauche. La dissection en haut et sur les côtés se fait aisément, mais en arrière la tumeur est attachée solidement au feuillet postérieur du muscle et au feuillet pariétal du péritoine. Il fallut ouvrir le péritoine à côté de la tumeur et faire l'incision de celui-ci, en laissant une partie attachée. Sutures profondes et épaisses. Le péritoine est réuni facilement.

Les 4 premiers jours après l'opération, la température s'élève un peu (37°79).

La santé générale est tout à fait bonne.

La plaie se réunit par première intention et au 21e jour (le 18 mars).

P... sort tout à fait guérie.

J'ai vu la malade 3 ans après l'opération, la santé était excellente.

La tumeur avait une forme ellipsoïde, longue de 6 cm. 1/2, large de 5 1/2 et épaisse de 2 cm. La coupe a l'aspect de lamelles. A l'examen microscopique, il s'agit d'un fibrome; le feuillet péritonéal n'a pas pu être séparé, même sur la préparation.

Observation XV

Kirmisson. — *Société de Chirurgie.* — 22 mai 1889

Le nommé X..., âgé de 18 ans, a noté vers le commencement de 1887, l'existence d'une petite tumeur dure, du volume d'une bille Cette tumeur augmente peu à peu et au bout de 6 mois elle avait atteint le diamètre d'une pièce de 5 francs. On applique les cataplasmes et les onctions, tout cela sans résultat. Ce jeune homme passa un an dans le service d'un de nos collègues, chirurgien des hôpitaux où on le soumit à un traitement interne sans résultat. Il entre dans mon service au commencement d'avril. J'ai pu constater une tumeur occupant la partie abdominale du côté gauche ; elle s'approche en haut des fausses côtes, de la crête iliaque et de l'arcade de Fallope en bas. Son diamètre transversal mesure 24 centimètres ; son diamètre vertical a 14 centimètres. Sa consistance est uniforme, dure, d'une mobilité parfaite ; on peut lui imprimer des mouvements de bascule. La mobilité disparaît complètement quand on vient à faire contracter les muscles de l'abdomen.

Le début du néoplasme et la conservation de la santé générale nous permettent de faire le diagnostic de fibrome de la paroi abdominale, et le 16 mai, nous avons fait l'extirpation de la tumeur.

L'incision comprend la peau, le tissu cellulaire sous-cutané et les muscles de la paroi abdominale, y compris le grand droit antérieur. En faisant l'extirpation de la partie inférieure de la tumeur, je m'aperçois que je viens d'ouvrir le péritoine dans une petite étendue ; je le réduis et je commence à isoler la tumeur des connexions avec les parties voisines. Elle n'est plus alors en connexion qu'avec le péritoine par sa face profonde. Je m'efforçais de respecter la séreuse, mais malgré tous mes efforts, elle se déchire sur trois points.

J'enlevais la tumeur, mais deux petits lobes de la tumeur se sont détachés et sont restés adhérents à la face externe du péritoine. Je les enlève avec la portion de séreuse à laquelle ils adhèrent. Je réunis toutes les ouvertures du péritoine et les bords de la plaie peuvent être mis en contact au moyen de vingt points de suture au catgut fin.

Point intéressant : le péritoine avait subi une dilatation sacciforme et après la résection d'une partie, les deux lèvres se juxtaposaient avec facilité. C'est une circonstance qui permettra dans bon nombre de cas l'occlusion de la fente péritonéale. Une seconde rangée de sutures sur le plan musculo-aponévrotique et entre celle-ci et le péritoine, deux drains placés parallèlement ; la troisième rangée avec le crin de Florence. Pansement iodoformé.

Les suites opératoires ont été tout à fait simples, la guérison du malade est parfaite.

L'examen de la tumeur fait par Rémy a démontré qu'il s'agit d'un fibrome calcifié.

Observation XVI

(Résumée)

Ledru. — *Ve Congrès français de Chirurgie*, 4 avril 1895.
(Recueillie par **Fourniol**.)

Chez une femme de 27 ans, atteinte d'un léger goître, ainsi que sa mère et l'une de ses filles, depuis huit mois est apparue une tumeur sur le côté droit, entre l'ombilic et l'épine iliaque antérieure et supérieure. Cette tumeur, au début, était mobile, de la grosseur d'une noix, puis elle grossit rapidement et c'est alors que la malade se décida à subir une opération.

A l'examen, nous trouvons une tumeur dure, du volume d'un poing, occupant la fosse iliaque droite, entre l'épine iliaque et le muscle grand droit. La mobilité a disparu en partie, son bord externe paraît adhérer à l'os iliaque. La peau est saine, sans changement de coloration. Pas de fièvre et de douleurs, sauf un peu de gêne, une sorte de pesanteur. Diagnostic : fibrome de la paroi abdominale.

Opération le 1er décembre.

Nous faisons, à deux travers de doigt de la crête iliaque, une incision courte de 10 centimètres. L'incision de la peau et des faisceaux musculaires superficiels nous amène sur la face antérieure de la tumeur, qui adhère aux muscles petit oblique et transverse. Enucléation profonde, difficile à cause des adhérences de toute la face postéro-interne du fibrome au péritoine.

Impossible de décoller le péritoine. J'ai dû inciser la séreuse le long de ce bord interne ; puis, renversant la tumeur, j'ai réséqué, de dedans en dehors, toute la partie adhérente. La suture du péritoine a été faite par un surjet au catgut ; celle des parties molles à la soie phéniquée. Drain avec bandelette de gaze iodoformée. Pansement iodoformé.

Quarante-huit heures après l'opération, la température s'éleva à 38°5. Pansement. La malade est maintenue penchée sur le côté droit par quelques coussins.

Suites de l'opération des plus simples. Cicatrisation un peu lente, mais la malade guérit assez vite et elle quitte l'hôpital vers le 20 janvier. Revue deux mois après, santé excellente.

Observation XVII

(Résumée)

Doléris et Mangin. — Fibro-myome de la paroi abdominale.

Mme D..., 27 ans, s'est mariée à 20 ans et a eu aussitôt une bonne grossesse. Antécédents héréditaires assez intéressants : cousine germaine morte d'une affection de l'utérus ; sœur plus âgée a été opérée par Doléris d'une tumeur fibreuse de l'utérus à marche rapide ; six mois après, une nouvelle opération pour une tumeur de la paroi abdominale ; depuis, pas de récidive. Mme D..., depuis janvier 1895, a vu se développer une tumeur semblable à celle de sa sœur.

Opération. — En avril 1895. Tumeur d'une grosseur d'un œuf de dinde, située dans la paroi abdominale, intéressant l'aponévrose du grand oblique. La tumeur fut considérée comme bénigne, pas de trace de tissu malin.

Deux mois après cette opération, la malade s'est aperçue qu'il lui venait une nouvelle tumeur un peu au-dessus de la cicatrice. Elle se developpa assez rapidement et, en janvier 1896 , elle était de la grosseur du poing. Les adhérences étaient profondes, dépassaient le fascia transversalis et arrivaient au moins au péritoine.

Les douleurs étaient profondes et semblaient indiquer un travail de péritonite localisée.

L'opération fut acceptée le 6 février 1896.

La tumeur était bien adhérente au péritoine sur une largeur de 5 centimètres et une longueur de 7 centimètres ; la péritonite localisée avait amené des adhérences avec l'épiploon et l'intestin.

La réunion des deux lèvres du péritoine fut assez difficile, étant donné les adhérences intestinales et la large perte de substance que nous avions été obligé de produire ; quelques sutures ferment la plaie. Les suites furent très simples, les cinq premiers jours ; le sixième, un peu de rougeur de la plaie et élévation de température, 38°. Nous assistâmes alors au développement d'un érysipèle. Il se localisa très vite et n'amena qu'un peu de désunion de la ligne de suture.

A la fin de février, la malade retourna chez elle.

L'examen de la deuxième tumeur de Mme D..., pratiqué par M. Mangin, lui donnait l'impression d'un fibro-sarcome, tumeur maligne qui devait récidiver encore.

Observation XVIII

(Résumée)

Claude et Tuffier. — *Bulletin de la Société anatomique*. 1er février 1895. Présidence de M. Lejars. — Fibro-sarcome (?) de la paroi abdominale.

La malade, Mme J..., âgée de 27 ans, accouchée une fois normalement, fait plus tard une fausse couche très laborieuse. Au mois de juin 1894, elle fut prise de douleurs localisées dans la paroi abdominale, au niveau de la fosse iliaque droite. Au mois de novembre apparait une tumeur, à la hauteur de la fosse iliaque droite, grande comme la paume de la main, de consistance très dure, mobile avec le plan musculo-aponévrotique, non douloureuse, semblant adhérente à la crête iliaque, mais en réalité reliée à elle par les fibres de l'aponévrose du grand et du petit oblique. La douleur du début et la rapidité de l'évolution firent penser à un sarcome.

La malade fut opérée le 23 novembre 1894.

Après l'incision de la peau, on constata que la tumeur était située dans les divers plans musculaires et aponévrotiques de la paroi, sans limites précises, et l'infiltration nécessita une large ablation. Sa face postérieure était étroitement accolée à la séreuse péritonéale. On reconstitua, aussi complètement que possible, par plusieurs étages de suture, la paroi abdominale.

La réunion fut parfaite et la guérison sans menace d'éventration ou de hernie.

Tumeur du volume d'un œuf. A l'examen histologique, fibrome contenant des parties myxomateuses.

Observation XIX

Reclus et **Verneuil**

Voir page 41.

Observation XX

Docteur **Warnek**, *Vratsch*, 1893, n. 53

Le 23 février, 1889 à l'hôpital de Basman, à Moscou, entre une paysanne de 35 ans pour une tumeur abdominale.

Deux ans avant, elle a aperçu dans la région de l'ombilic une petite tumeur, qui a produit de temps en temps des douleurs ; elle s'est agrandie lentement mais constamment.

Au niveau de l'ombilic on peut constater une tumeur dure, lisse, plate, mobile et indolente, qui s'étend de cinq travers de doigt à gauche de la ligne blanche, et à trois doigts en haut et n bas de l'ombilic. La partie postérieure de cette tumeur est aussi lisse ; on ne peut pas palper de pédicule. Diagnostic : desmoïde de la paroi abdominale.

Opération le 6 février. — En haut et par côté, le décollement se fait bien ; en arrière, la tumeur présente les adhérences avec le péritoine et il faut faire l'excision de cette tumeur en enlevant le morceau de péritoine. Sutures, pansement.

La plaie réussit par première intention et, au 21me jour, l'opérée sort tout à fait guérie.

Examen microscopique : Fibrome.

Son origine était le feuillet postérieur de la gaine du muscle droit gauche.

Observation XXI

Forgue. — Recueillie par le Dr **Abadie.**

Voir page 29.

Observation XXII

Kirmisson. — *Société de chirurgie*, p. 104, 24 janvier 1894.

Volumineux sarcome de cavité abdominale chez un enfant de 4 ans portant une chéloïde cicatricielle de la région sous-maxillaire ; extirpation par la laparotomie. — Guérison.

Louis, 4 ans, vu le 12 octobre 1893, porte une volumineuse tumeur de la moitié gauche de l'abdomen.

Elle fait à travers les parois un relief manifeste. Son grand diamètre transversal mesure 16 centimètres, son diamètre vertical, 12 centimètres. La tumeur est mobile, sa consistance est inégale, dure vers la ligne médiane, elle offre une résistance du côté gauche. Le développement est très rapide. Sa mère s'en est aperçu il y a un mois. Rien du côté des fonctions digestives et urinaires, mais, à certains jours, on note de la fréquence dans les mictions. Circonstance intéressante : cet enfant a reçu une brûlure au cou à 14 mois ; la cicatrice occupant la région sous-maxillaire gauche est devenue le point de départ d'une chéloïde qui, opérée, a récidivé.

Le 23 octobre 1893, nous procédons à l'extirpation. L'incision verticale est pratiquée parallèlement au bord externe du grand muscle droit antérieur de l'abdomen du côté gauche. Le péritoine ouvert, on aperçoit, dans la partie supérieure de l'incision quelques anses intestinales, et, en bas, la tumeur enveloppée d'un second feuillet péritonéal. On voit que son point d'origine est rétro-péritonéal

La tumeur est isolée peu à peu, mais elle est adhérente par sa partie profonde à la paroi latérale gauche du petit bassin. Cependant, il est possible d'ébranler la masse et de la faire pivoter autour de son pédicule. La partie supérieure de l'incision est fermée par cinq points de suture profonde. La poche fibreuse est reliée à la paroi par quelques points de suture.

Les suites ont été tout à fait simples. C'est au bout de deux mois seulement que la suppuration a été tout à fait tarie. Trois mois après l'opération, l'enfant est bien portant et ne présente aucun indice de récidive.

TABLEAU N° 3

NOMS D'AUTEURS et Nos des Observations	SEXE	AGE	Particularités anatomiques	Volume et Poids	Procédés opératoires Intrapéritonéal Résection du péritoine avec une large étendue	Résultats	Remarques
23. Billroth	F.	24	Fibrome		Sutures de la gaine du muscle grand droit avec les lèvres de la plaie.	Guérison	
24. Esmarch	F.	28	Myxo-fibro-sarcome		Résection du péritoine. Sutures musculaires sans péritoine. Pansement de Lister.	Guérison	
25. Sanger.	F.	26	Fibrome	760 gr.	Sutures du péritoine avec la peau, résection du péritoine.	Guérison	
26. Sklifossowski. .	F.	33	Fibro-sarcome		Excision de la moitié droite de la paroi abdominale. Sutures cutanées.	Guérison	Appareil prothétique
27. Sklifossowski. .	F.	24	Fibro-sarcome	4,107 gr.	Excision de la moitié gauche de la sangle abdominale. Sutures cutanées.	Guérison	Appareil prothétique
28. Kramer	F.	4 1/2	Sarcome		Résection du péritoine, sutures de la couche musculaire du muscle grand droit.	Guérison	Adhérence avec les intestins
29. Iwanoff	F.	24	Fibrome	3,250 gr.	Résection du plan musculo-aponévrotique et péritonéal avec le remplacement du péritoine par l'épiploon.	Guérison	

Observation XXIV

(Résumée)

Esmarch, d'après **Labbé**, *Traité des fibromes, in* thèse de Suadicani.

Tumeur fibreuse de la paroi abdominale chez une femme. Première opération antiseptique.

Anne B..., âgée de 28 ans, mariée, a accouché deux fois. Au commencement de la dernière grossesse, la malade remarqua à son ventre une tumeur. Elle occupait la moitié droite de la paroi abdominale et commençait sous le bord des côtes droites. Elle demeure distante d'environ 6 centimètres du ligament de Poupart. Elle n'est pas soudée avec la peau ; elle est mobile, dure, sa longueur atteint 10 centimètres, sa largeur est, en haut, 12, en bas, 13 centimètres 1/2, son épaisseur, 6 centimètres. L'opération est entreprise le 24 octobre 1874. On donne, le jour précédent, un purgatif et, le matin, un clystère. Incision en dehors de la ligne blanche sur le grand axe de la tumeur, sous pulvérisation phéniquée. Tumeur fortement adhérente aux aponévroses. On libère au bistouri. Une masse de gros vaisseaux sont coupés, liés, après que la tumeur a été décortiquée jusqu'à sa base. Le péritoine se montre uni avec elle, et il ne reste plus que le choix entre laisser une grande partie de la tumeur, ou inciser le péritoine à sa base et l'enlever avec elle. La complète extirpation a lieu. Les intestins vides sont réduits facilement, le sang de la cavité abdominale est nettoyé avec des éponges et les lèvres de la plaie musculaire sont réunies avec des fils d'argent. On ne peut pas faire une réunion du péritoine à cause de sa grande perte de substance ; on fait un pansement de Lister, et la malade fut reportée dans un lit bien chaud. Repos et diète absolus, puis petits morceaux de glace. Etat bon ; la température ne dépasse pas 39°. Le sixième jour, pansement ; le 26 janvier, la malade sort guérie. Pour s'opposer à une légère éventration, une ceinture abdominale est proposée.

L'examen microscopique a montré un néoplasme fibro-celluleux sarcomateux.

Le côté regardant vers la cavité péritonéale était lisse et recouvert de péritoine. La séreuse était soudée et ne se laissait pas détacher sur une grande étendue.

Une mensuration des surfaces de la tumeur révélait qu'on avait enlevé plus de 20 centimètres carrés de péritoine. Une coupe des parties extérieures de la tumeur montrait par le microscope que c'était un myxo-fibrome.

Observation XXV

(Résumée)

Sænger — Tumeur desmoïde. Ablation avec résection du péritoine. In *Traité des fibromes* (Labbé et Remy)

Femme R..., 26 ans, mariée, 3 accouchements. En juin 1883, elle remarque à gauche et en bas du ventre une tumeur de la grosseur d'une noix qui s'accrut rapidement. Au début, indolore ; plus tard vinrent des douleurs.

A présent la malade est gênée pour marcher, la tumeur s'est accrue vers dans le haut, l'hypochondre gauche.

A l'examen, on trouve une tumeur à peu près de la grosseur d'une noix de coco ; consistance dure, d'une mobilité faible.

Opération le 10 décembre 1893. — Incision et décollement de la peau de la tumeur avec les doigts. Vers la ligne blanche et au-delà vers la droite, elle était sous-cutanée, mais vers la gauche elle était couverte par un croissant de muscles. Son plus grand diamètre atteignait 14 cm. Son plus large diamètre 9 cm. Diagnostic : fibrome ou fibro-sarcome. Origine : gaine du droit de l'abdomen gauche. J'arrivai au bord droit de la tumeur et on put voir que la tumeur a pris naissance à la fois dans la ligne blanche, dans la partie postérieure de la gaine du muscle droit et dans une partie du fascia transversalis.

Elle s'en allait en pente vers les aponévroses, s'irradiait dans leurs faisceaux. La tentative pour détacher le péritoine fortement adhérent à la capsule échoua complètement. Je résolus d'enlever la tumeur avec le péritoine, ce qui fut fait de la manière suivante : sur l'index placé dans la cavité abdominale fut introduit un court crochet à anévrysme, armé de fils de soie doubles ; après avoir parcouru une longueur de 2 à 3 cm., on perce le péritoine et l'aponévrose, et on fait une double ligature de façon que, en coupant entre les deux, une ligature soit sur la tumeur et l'autre sur les bords du péritoine et de l'aponévrose conservée. Quand l'extrémité inférieure de la tumeur fut libérée, on introduisit une grosse éponge dans la cavité abdominale pour diminuer l'écoulement sanguin. Plus nous allions vers la gauche, plus les ligatures en arcade devaient être serrées, car il fallait y comprendre des muscles.

En continuant de couper la paroi abdominale on vit le lobe gauche du foie, l'estomac avec le plus grand épiploon et quelques anses intestinales à l'air libre. La tumeur enlevée, on cherche à rapprocher les bords de la plaie, mais c'est impossible. A gauche et en dehors, le péritoine s'était si fort rétracté qu'on ne pouvait plus le voir, ni le ramener en avant. Il reste seulement à suturer, à droite, le bord du péritoine à la peau, et à gauche, à boucher la perte de substance péritonéale avec la peau seule. Les fils des ligatures *en arcade* furent coupés courts et abandonnés avant de finir la suture ; la face profonde de la vaste poche cutanée fut frottée avec de l'iodoforme.

En dehors, en haut et en bas furent pratiquées des ouvertures pour quatre drains.

Pour rendre la suture de la peau aussi solide que possible, et pour s'opposer à la formation d'une hernie, on ne réséqua rien de la peau, malgré qu'il y eût beaucoup de superflu, même on en fit, en la soulevant et en la suturant en bourrelet allongé, ainsi qu'il suit : au point de réflexion de la peau qui forme le bourrelet, quatre sutures métalliques à plaques ou perles furent appliquées. Entre celles-ci quatre sutures à la soie, profondes, qui attirent le bord droit, péritoine et peau vers le lambeau cutané de gauche. Par-dessus, huit sutures à matelas nouées, tantôt à droite, tantôt à gauche. Le bourrelet cutané, saillant de 5 centimèt., fut complètement appliqué à lui-même par une suture continue, superficielle et une suture profonde à la soie fine. Pansement avec une forte compression du ventre (iodoforme, gaze sublimée 10 0/0 et 4 0/0, ouate salicylée), bandes gommées. Durée de l'opération, 2 h. 1|2. Le second jour après l'opération, faim extraordinairement vive. La température s'élevait quelquefois, mais elle n'atteignait plus que 38° 1.

Quatre semaines après l'opération, la femme K... guérie, pourvue d'un bandage, partit. Santé parfaite, toutes les fonctions sont en règle.

La tumeur pesait 760 gr. Le péritoine était absolument inséparable. L'examen microscopique démontra qu'il s'agissait d'un vrai fibrome.

Observation XXVIII

(Résumée)

Krämer. — *La Semaine médicale*, 1896, p. 248

Contribution à l'étiologie et au traitement opératoire des fibromes durs de la paroi abdominale

Il s'agit d'une petite fille de quatre ans et demi, qui portait une tumeur dans la région épigastrique droite, du volume d'une grosse orange. Cette tumeur était dure, mobile, et d'après les commémoratifs de la sage-femme, bientôt après la naissance de l'enfant il existait une tumeur de la grosseur d'une noisette.

Elle resta stationnaire pendant deux ans pour se développer au cours des deux dernières années.

L'auteur diagnostiqua un sarcome de la paroi abdominale et se décida à pratiquer l'extirpation. Cette extirpation nécessita la résection du péritoine en quelques points. Les plaies péritonéales furent fermées par des sutures et on a comblé la perte de substance de la couche musculaire.

Une simple suture musculaire était insuffisante et M. Kramer, après avoir incisé la gaine du droit antérieur de l'abdomen, isola ce muscle dans une étendue qui permit de le sortir de son enveloppe fibreuse et de le fixer dans la plaie ; de cette façon il fut aisé de recouvrir d'une couche de tissu musculaire tout le péritoine mis à nu.

Les suites opératoires furent des plus simples et la petite malade quitta le lit trois semaines après l'opération.

L'examen microscopique montre qu'on avait affaire à un *sarcome fuso-cellulaire*. Mais M. Kramer pense qu'il s'agissait plutôt d'un fibrome primitif transformé secondairement en sarcome.

Observation XXVI

(Résumée)

Sklifossowski. — *Vratsch*, 1882, N° 18

Le 28 octobre 1881, entre à la clinique chirurgicale de l'université de Moscou, la nommée E.., paysanne du gouvernement de Kalouga, âgée de 24 ans. Sur la paroi antérieure du ventre, du côté gauche, il y a une tumeur de dimension énorme, qui commence au bord des fausses côtes et se perd au voisinage du ligament de Poupart. Elle dépasse la ligne blanche à droite de quatre travers de doigt et fait saillie au-dessus des parties voisines. La peau qui recouvre la tumeur présente des vergetures et de nombreuses veines dilatées. La tumeur est peu mobile, massive et pesante. Sur toute son étendue la percussion donne un son mat. L'état général de la malade est excellent, pas d'antécédents héréditaires.

Elle a été réglée à 8 ans, mariée à 23 ans, a accouché trois fois et le dernier accouchement remonte à huit mois. Vers le dernier accouchement le volume de la tumeur atteignit une tête d'adulte.

Quatre ans avant d'entrer à la clinique, cette femme a reçu un coup de pied de cheval dans le flanc gauche et, 6 mois après cela, elle a remarqué une petite tumeur de la grosseur d'un pois. C'est seulement l'année dernière, qu'elle s'est accrue rapidement.

L'opération fut pratiquée le 10 novembre 1881. Les dimensions sont les suivantes : circonférence, 81 centimètres ; le diamètre longitudinal, 40 centimètres ; vertical, 39 centimètres.

Nous fîmes l'incision longitudinale sur le trajet de la ligne blanche, de la pointe de l'appendice xyphoïde à la symphyse pubienne, que vint rejoindre une seconde incision, latérale et arciforme, suivant le bord gauche des côtes. Après avoir relevé la peau et le tissu cellulaire, nous procédâmes à l'ablation du néoplasme. Toutes les couches musculaires se perdaient dans la masse de la tumeur et le feuillet pariétal du péritoine adhérait si étroitement, qu'il fut impossible de l'en séparer. Il nous fallut exciser toute la moitié gauche de la sangle préabdominale dans toute son épaisseur, sur la limite du bord médian de la tumeur, en suivant le trajet de la ligne blanche ; nous prolongeâmes notre incision en haut sur le bord des côtes, en bas à un travers de doigt au-dessus du ligament de Poupart. Au niveau de l'ombilic, l'incision médiane se dévia à droite, de façon que nous enlevâmes un lambeau de 4 centimètres du ligament suspenseur du foie. Nous avions alors à nu, sous les yeux : l'estomac, une partie considérable du foie, le grand épiploon et presque tout l'intestin grêle. Ces divers organes commençaient à se hernier. Nous procédâmes à la ligature des vaisseaux : l'épigastrique, les lombaires et la mammaire interne. Nous enlevâmes, au moyen d'éponges, le sang qui était tombé dans la cavité abdominale ; les viscères mis à nu furent recouverts du lambeau cutané ; nous plaçâmes dans la cavité abdominale deux gros tubes à drainage. Pansement de Lister ; par dessus, compression au moyen de plusieurs coussinets d'ouate. La plaie se réunit par première intention. Quelquefois la température après l'opération monta à 38°2. Cette hyperthermie coïncida avec une suppuration abondante qui se produisit sous les lambeaux cutanés.

Le 3 décembre la suppuration cessa. Dans le décubitus dorsal, on n'observait d'éventration du côté gauche que quand la malade toussait, mais dans la position verticale, elle se produisait très nettement. La main appliquée sur l'éventration percevait très manifestement que le *contenu de la cavité abdominale n'était recouvert que par la peau.* La malade ne percevait aucune sensation pénible parce que celle-ci avait conservé la position horizontale jusqu'au moment où l'on avait pu se procurer l'appareil destiné à soutenir sa paroi abdominale. Pas de désordre du côté du tube digestif. Du côté de la respiration, le phénomène le plus remarquable était le suivant : lorsqu'on fait une inspiration profonde, les viscères sont refoulés en bas par la contraction des parois thoraco-abdominales. La sangle musculaire préabdominale commence à se contracter vers la fin du mouvement inspiratoire et il se produit un enfoncement marqué de l'hypochondre droit et par une saillie très considérable de l'hypochondre gauche, lorsqu'elle eut reçu son appareil contentif.

Cet appareil, destiné à soutenir la partie abdominale antérieure, a été construit par Hamburger, de la maison Schwabe, fabricant d'instruments de chirurgie à Moscou. Il se compose d'une plaque de feutre (paroplastic) qui s'applique exactement sur les parties antérieures et latérales de la paroi abdominale. Il a été construit sur un moulage en plâtre du torse de la malade et il embrasse exactement et d'une manière égale toutes les parties du ventre. Du côté gauche, le tronc est entouré par deux ressorts d'acier, recourbés en bas et reposant sur l'anneau pelvien ; les extrémités de ces ressorts viennent s'attacher sur la plaque de feutre.

La malade se trouva tout à fait bien, et elle sortit de la clinique le 5 mars 1882. La tumeur pesait 4107 gr. (10 livres 4 zolotnicks). L'examen microscopique a montré que sa structure était celle du sarcome fuso-cellulaire.

Observation XXVII

(Résumée)

Sklifossowski. — *Woïenno-Meditsinski Journal*, 1877, n° 7 (*in* Traité des fibromes, **Labbé**)

En octobre 1876, Mme Kachkine, mariée, 33 ans, vint me consulter. Elle avait une tumeur au côté droit du ventre. Cette tumeur était presque grosse comme une tête d'homme adulte.

Il s'en fallait un demi-travers de doigt qu'elle n'atteignît le bord des côtes et un travers de doigt qu'elle ne descendît jusqu'au ligament de Poupart. La tumeur était mobile, dure, les téguments avaient leur couleur normale.

Cette tumeur a commencé à se développer depuis un an et

demi; ces derniers temps, elle s'est accrue rapidement. La santé générale était bonne, mais finalement les douleurs étaient apparues.

Je pensais à la nature sarcomateuse de la tumeur, parce qu'il me paraissait que la tumeur s'était soudée avec le péritoine et se mouvait avec toute l'épaisseur de la paroi abdominale.

Le 21 novembre 1876 j'opérai.

Je fis l'incision demi-circulaire à convexité tournée vers le milieu du ventre, limitant un lambeau linguiforme composé de la peau et du tissu cellulaire sous-cutané et mesurant 18 centimètres à sa base.

J'ai pu constater, en faisant la dissection de la partie profonde de la tumeur, qu'elle était confondue organiquement avec le péritoine.

Il fallut enlever la tumeur, après avoir excisé toute la moitié droite de la paroi abdominale antérieure, y compris le feuillet pariétal du péritoine. En haut, l'incision passait vers le bord des côtes; en bas, à un demi-travers de doigt au-dessus du ligament de Poupart. L'artère épigastrique fut coupée et liée au catgut. L'intestin et une partie du foie étaient à découvert. La respiration était calme et les anses intestinales ne s'échappèrent pas. Après avoir enlevé avec les éponges le sang qui s'était épanché dans la cavité abdominale, je recouvris les viscères mis à nu au moyen du lambeau cutané linguiforme, doublé de sa couche de tissu cellulo-adipeux, et je le fixai par des sutures à nœuds très rapprochés au fil de soie. On place un bandage compressif sur le ventre, glace à l'extérieur, injection de chlorhydrate de morphine. La tumeur enlevée correspondait à toute la moitié droite de la paroi abdominale.

A l'examen microscopique, on trouva que la tumeur était un sarcome à cellules fusiformes.

Deux semaines plus tard, la plaie était cicatrisée. Pas de fièvre; les trois premiers jours, 38°.

Deux semaines après l'opération, la malade put quitter le lit, mais elle continuait à porter un bandage compressif ; sans cela, elle éprouvait une sensation pénible par la descente des viscères.

Observation XXIII

(Résumée)

Billroth (recueillie par **Gersuny**), publiée par **Gussenbauer**

(*Wiener med. Wochenschrift*, 1873), in *Traité des fibromes* Labbé et Remy

Mme B..., 24 ans. 3 accouchements. Il y a 2 ans découvrit par hasard, une tumeur dure et ronde, qui siégeait près de l'épine antérieure et supérieure de l'ilium dans le flanc droit. Pas de douleurs ; du volume d'un poing d'adulte, ronde, dure, elle semblait envoyer un prolongement vers la profondeur du bassin. Elle semblait fortement proéminer dans la cavité du ventre. Comme son évolution n'est pas rapide, on a repoussé pour le moment l'opération.

Après une nouvelle grossesse, la tumeur augmenta rapidement de volume et commença à devenir gênante par son poids.

Les douleurs s'ajoutèrent irradiées dans la jambe droite. Il fut convenu qu'il fallait opérer, car d'après la marche assez rapide, la malade périrait bientôt dans le marasme. L'état des forces de la malade, chétive et pâle d'aspect, laissait à désirer.

Examen. — La moitié droite du ventre était soulevée par une tumeur arrondie, plus grosse qu'une tête d'adulte, laquelle s'étendait du bord inférieur du thorax au pli de l'aine qu'elle débordait. La peau qui recouvrait la tumeur était très tendue ; elle était un peu mobile, avec de nombreuses circonvolutions veineuses. Il était à peine possible de se faire une idée nette de son point d'origine.

Opération. — L'incision fut faite à la ligne blanche, une seconde perpendiculairement à la première, au niveau de la partie la plus saillante de la tumeur. La tumeur se montra ; sa surface était sillonnée par de grosses veines fortement distendues et éraillées par l'arrachement de la gaine du muscle droit de l'abdomen. Le feuillet postérieur de la gaine du muscle droit apparut bien adhérent à la tumeur ; aussitôt qu'il eût été incisé, la tumeur put être séparée du péritoine. Mais bientôt on rencontra des adhérences solides avec le péritoine et il était impossible de le séparer ; il fallut faire l'incision d'une partie du péritoine. La perte de substance était grande comme la main ; l'hémorragie fut arrêtée au moyen de pinces à verroux et de ligatures.

Pendant toute cette opération, à peine une seule grosse artère donna du sang ; la perte de sang fut considérable seulement à cause des veines dilatées et des déchirures de leurs parois. On enleva les lambeaux superflus de la gaine antérieure du muscle droit et on fit la réunion des lèvres de la plaie : on fit en sorte à la partie supérieure de ne prendre dans les sutures, que le péritoine, bien que cela déterminât une certaine tension ; dans les parties inférieures, on comprit dans les sutures toutes les couches de la paroi abdominale, les bords cutanés furent ensuite recousus à part ; deux tubes à drainage, l'un à l'extrémité supérieure, l'autre à l'extrémité inférieure.

La tumeur se trouva être un fibrome vrai.

Après l'opération, la malade, très anémiée, avait un pouls à peine sensible ; sa fréquence atteignait 140. Pour ramener le sang vers les organes centraux, on employa une bande de toile pour la jambe droite, et pour la jambe gauche une bande élastique. Au bout de deux heures, le bandage fut enlevé. Vers le soir, le pouls s'était relevé.

30 mai. — La température, le soir, était 39° 6 ; deux jours

suivants, elle était encore élevée, puis devint normale. Une semaine après et puis dans un mois, la température s'éleva de nouveau, à cause de la formation d'abcès, et après l'évacuation du pus par le vagin, la température s'abaissa. Le 9 juillet (quarante et un jours après l'opération), la malade quitta la maison de santé avec une plaie guérie, la cicatrice protégée par un bandage abdominal, et elle retourna dans son pays.

CONCLUSIONS

1° Tout fibrome de la paroi abdominale doit être enlevé dès le diagnostic posé. Cependant, dans les derniers mois de la grossesse, ou dans les premiers mois si l'évolution de la tumeur a été jusque-là très lente, on attendra le terme de la grossesse.

2° Lorsque le décollement du péritoine à la face postérieure de la tumeur sera possible, on évitera de pénétrer dans la cavité abdominale.

3° Si les adhérences rendent le décollement mousse impossible, si la tumeur est peu volumineuse, on résèquera de parti pris le péritoine adhérent ; si la tumeur est d'un volume tel que l'ablation de tout le péritoine qui lui correspond doive empêcher la suture de la séreuse, on cherchera à disséquer finement le péritoine pour réduire le plus possible la zone de la résection et permettre la suture.

4° Lorsque la résection du péritoine sera trop étendue pour permettre la réunion, on se trouvera bien de remplacer le feuillet pariétal par le tablier épiploïque suturé aux lèvres de l'excision.

5° Les résultats obtenus à l'heure actuelle sont excellents ; la guérison est de règle, même dans les cas de tumeurs volumineuses. Ils permettent d'établir un principe absolu : jamais on ne doit laisser dans la plaie une partie de la tumeur, l'ablation doit être absolument complète.

BIBLIOGRAPHIE

ARDOUIN. — *Bull. Soc. Anat.*, 1897, n° 18.
AUVRAY et MARCYLL. — *Bull. Soc. Anat.*, 1899, juillet.
BAZY. — *Semaine Médicale*, 1902.
CAUBET. — *Bull. Soc. Anat.*, 1902, 25 juillet.
CLAUDE et TUFFIER. — *Bull. Soc. Anat.*, 1895.
DELBET et HÉRESCO. — Fibro-myomes du ligament rond. *Revue de Chirurgie*, 1896.
DOLÉRIS et MANGIN. — *Gynécologie*, 1896.
DUCHÊNE-MARULAZ. — Thèse de Lyon, 1898.
FALET. — *Bull. méd. du Nord*, 1894.
FORGUE et RECLUS. — *Traité de thérapeutique chirurgicale.*
FORGUE. — *Précis de pathologie externe.*
GROSS. — *Bulletin médical*, 1900, 31 mars.
GUINARD. — *Revue de chirurgie*, 1898.
GUINARD. — *Traité de chirurgie*, t. VII (Le Dentu et Delbet).
HASSLER. — IX° Congrès français de chirurgie, 1895.
IWANOFF. — *Troudi obchestwa kïewskich wrastchei*, 1902 (journal).
JACOBELLI. — *Centralblatt für chirurgie*, 1896, n° 51.
KIRMISSON. — *Soc. de chirurgie*, 1889.
KIRMISSON. — *Soc. de chirurgie*, 1894, 24 janvier.
KRAMER. — *Semaine médicale*, 1896.
LABBÉ et RÉMY. — *Traité des fibromes abdominaux.*
LEDDERHOSE. — *Deutsche chirurgie*, 1890, Lieferung, 45.
LEDRU. — V° Congrès français de chirurgie, 1891.
LE DENTU. — *Semaine médicale*, 20 février 1900.
MENGE. — *Centralblatt für gynaekol.*, 1897, n° 16.
MICHAUX. — *Traité de chirurgie* (Duplay et Reclus), 1893.

MICHAUX. — *Bull. de la Soc. de chirurgie*, 1897, 21 juillet.
MORESTIN. — *Bull. Soc. Nat.*, 1899.
NOIROT. — Thèse de Paris, 1897.
OLSHAUSEN. — Zeitschrift für Zebürshülfe und gynäkologie, XII.
Presse Médicale, 1897.
Presse Médicale, 2 août 1902.
PUYAUBERT. — Thèse Paris, 1899.
RECLUS. — *Bull. de la Soc. de chirurgie*, 1895.
Revue de Gynécologie et de Chirurgie, 1901, p. 170.
REYNIER. — *Bull. Soc. de chirurgie*, 1897, 28 juillet.
SEGOND. — *Bull. Soc. de chirurgie*, 1895, 3 avril.
SKLIFOSSOWSKI. — *Vratsch*, 1882, n° 18.
SKLIFOSSOWSKI. — *Vratsch*, 1884, n° 33.
SKLIFOSSOWSKI. — *Rapport sur les opérations de la clinique.*
SOLONNIKA. — *Vratsch*, 1897, n° 27.
TÉMOIN. — VIIe Congrès français de chirurgie, 1893.
TILLAUX. — *Traité de chirurgie clinique.*
WARNEK. — *Chirourgnitscheskaïa Letapis*, 1894 (journal).
WARNEK. — *Vratsch*, 1893, n° 43.

SERMENT

En présence des Maîtres de cette École, de mes chers condisciples, et devant l'effigie d'Hippocrate, je promets et je jure, au nom de l'Être suprême, d'être fidèle aux lois de l'honneur et de la probité dans l'exercice de la Médecine. Je donnerai mes soins gratuits à l'indigent, et n'exigerai jamais un salaire au-dessus de mon travail. Admise dans l'intérieur des maisons, mes yeux ne verront pas ce qui s'y passe; ma langue taira les secrets qui me seront confiés, et mon état ne servira pas à corrompre les mœurs ni à favoriser le crime. Respectueuse et reconnaissante envers mes Maîtres, je rendrai à leurs enfants l'instruction que j'ai reçue de leurs pères.

Que les hommes m'accordent leur estime si je suis fidèle à mes promesses! Que je sois couverte d'opprobre et méprisée de mes confrères si j'y manque!

www.ingramcontent.com/pod-product-compliance
Ingram Content Group UK Ltd.
Pitfield, Milton Keynes, MK11 3LW, UK
UKHW020405230726
13925UKWH00003B/1270